KB266867

신약의 전쟁

신약의 전쟁

신약의 전쟁

글로벌 제약 산업의 패권 경쟁과 K-바이오의 생존 전략

윤태진 지음

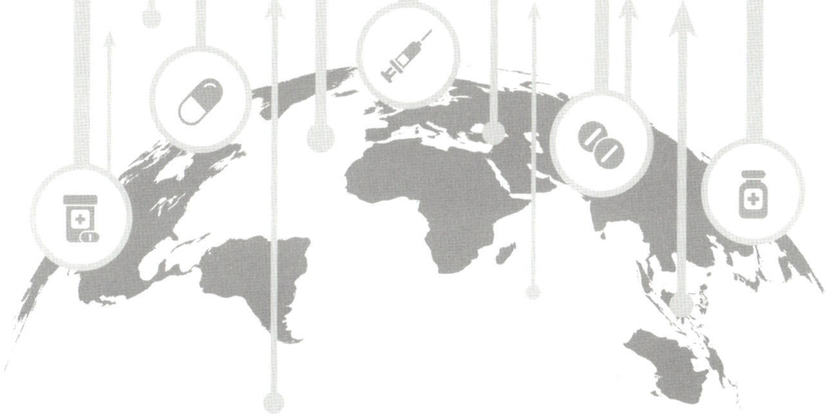

바다출판사

K-팝이 세계 엔터 시장에서 보여주듯이, 대한민국 K-바이오는 글로벌 신약을 간절히 추구하고 있다. 이 책은 특허 출원 건수와 신약 후보 물질로 나타난 학문적 성공을 글로벌 신약으로 만들기 위한 산업계의 전문가 그룹(K-BCG), 신약 기획 플랫폼(K-DDI), 그리고 기술과 자본이 만나는 이벤트(K-BID), 세 가지를 제안한다. 이 제안이 멋진 시스템으로 작동해서 대한민국이 글로벌 신약 전쟁의 빅스타가 되기를 바란다.

– 이형훈 보건복지부 2차관/보건담당

이 책은 신약 개발을 과학의 영역에만 가두지 않고, 기술 패권·자본·속도·협상의 관점에서 '산업의 전장'을 정밀하게 해석한 책이다. 저자는 10년간 제약 업계에서 근무한 경험을 바탕으로 현장의 언어로 글로벌 트렌드와 사업개발BD 전략을 연결하여 기술함으로써 연구자·경영자·투자자 모두에게 실질적인 나침반이 되어 줄 것이다.

– 이병건 플래그십 파이오니어링 특별고문

신약 개발을 과학의 영역을 넘어 국가 경쟁력과 자본, 그리고 전략의 관점에서 통찰한 역작. 최전선 사업 개발 현장에서 축적한 경험을 바탕으로, 신약 개발의 본질과 승부의 전략을 생생하게 풀어낸 이 책은 K-바이오가 추격자를 넘어 선도자로 도약하기 위해 반드시 읽어야 할 전략 지침서이자 나침반이다.

– 허경화 KIMCo 재단 대표

신약 개발은 과학과 전략, 그리고 속도가 맞붙는 치열한 전쟁이다. 이 책은 그 거대한 전장의 흐름을 명확하게 보여준다. 바이오 산업의 현재와 미래를 이해하려면 반드시 읽어야 할 필독서다.

– 이상훈 에이비엘바이오 대표이사

15시간의 비행을 찰나로 만든, K-제약·바이오 투자자를 위한 필승의 지침서. 인천공항에서 리스본까지, 15시간 남짓한 장거리 비행이 이토록 짧게 느껴졌던 것은 순전히 이 책 덕분이었다. 난해한 제약·바이오 용어들을 일상의 비유로 쉽고 명쾌하게 풀어내면서도, 신약 개발의 치열한 과정을 한 편의 긴박한 '전쟁 드라마'처럼 묘사했다. 유한양행 등 제약·바이오 최전선에서 오랜 시간 전략과 BD를 진두 지휘해 온 저자의 날카로운 통찰력은 책을 읽는 내내 마치 저자의 경험이 내 것이 되는 듯한 강렬한 지적 희열을 선사한다. 실제로 책을 읽는 어느 순간부터는 단순히 텍스트를 따라가는 것을 넘어 중요한 문장에 밑줄을 긋고 여백마다 공감 어린 요약을 적어 내려갔다. 행간마다 번득이는 아이디어와 투자 영감이 쏟아졌기 때문이다.

보건복지부의 K-바이오 백신 1호 펀드를 운용하는 대표 펀드 매니저로서, 이 책에서 제시한 전략들을 우리 펀드 운용에 적극적으로 녹여낼 계획이다. 특히 BD 자질을 갖춘 혁신 바이오텍 벤처를 선별하여 육성하고, 자산중심신설법인인 NewCo 모델을 활용해 성공적인 엑시트를 끌어내는 구체적인 청사진을 얻을 수 있었다.

투자 포트폴리오 기업을 밸류업하기 위해 회사에 BD 가이드를 정립시키고 신약 개발의 성패를 결정지을 적기·적소의 인재와 팀을 구성시키기 위하여, 투자자에게 이 책은 반드시 읽어야 할 최고의 지침서이다. 제약·바이오 투자의 본질을 꿰뚫고 싶은 동료 VC 심사역들과 투자 기관 관계자들에게 이 책의 일독을 강력히 추천한다.

– 정영관 유안타인베스트먼트 VC 부문 대표

부록에 수록된 글로벌 BD 전략을 통해 저자는 성공적인 딜을 만들기 위한 핵심 요건과 실전 노하우를 아낌없이 공개한다. BD가 단순히 기술을 파는 영업이 아니라 비즈니스 구조를 설계하는 고도의 전략적 활동임을 명쾌하게 해설하며, 따라서 성공적인 글로벌 딜 달성을 위해 BD 담당자로서 무엇을 챙기고 무엇에 집중해야 하는지를 생생한 현장의 언어로 풀어낸다. K-바이오가 추격자를 넘어 선도자로 도약해야 하는 이 시점에서 글로벌 BD 최전선에서 사투를 벌이는 BD 리더와 실무자라면, 이 책의 부록 부분을 반드시 여러 번 정독하길 바란다.

– 김지헌 부광약품 연구개발본부장(전무)

이 책은 복잡한 약학이라는 지도 위에 제약 산업의 실전 나침반을 더해주는 필독서이다. 비만 치료제와 항암제 같은 최신 조류의 파도를 넘어 BD라는 항해술까지 습득할 수 있는 제약 교육의 실전 지침서가 될 것이다. 연구실의 지식이 어떻게 수조 원대의 가치로 변모하는지 보여주는 이 책은 약학 연구자들의 시야를 확장시키고 K-바이오 시대를 앞당길 최고의 촉매제가 될 것이라 확신한다.

– 이충호 동국대학교 약학대학 교수

신약 개발의 성공은 과학적 혁신을 넘어 자본의 흐름을 읽고 글로벌 동맹을 맺는 고도의 비즈니스 전략에 달려 있다. 신약 개발 전쟁의 최전선 현장에서 쌓아온 저자의 생생한 경험과 실전 BD 노하우를 담은 이 책은 글로벌 무대를 꿈꾸는 연구자와 산업 종사자에게 대체 불가능한 지침서가 될 것이다.

– 이상원 성균관대학교 약학대학 교수, 《신약개발 가치평가》의 저자

왜 신약 개발은 전쟁이 되었는가

단순한 치료제의 개발을 넘어, 왜 우리는 지금을 '신약 전쟁'의 시대라고 불러야 하는가? 과거의 신약 개발이 질병으로부터 인류를 구원하기 위한 고귀한 '연구'의 영역이었다면, 오늘날의 신약 개발은 국가의 부와 패권, 그리고 기업의 생존을 건 가장 치열한 전쟁터로 변모했다. 이 책의 제목을 '신약의 전쟁'으로 정한 이유는 우리가 마주한 이 거대한 변화의 본질이 더 이상 평화로운 실험실 안에 머물러 있지 않기 때문이다.

보이지 않는 영토 확장: 기술 패권 전쟁

오늘날 신약은 한 국가의 경제적 수준을 결정짓는 핵심 자산이자 안보의 중추가 되었다. 미국과 중국을 필두로 한 글로벌 강대국들이 바이오 기술을 국가 전략 자원으로 관리하기 시작한 순간부터 신약 개발은 보이지 않는 영토 확장 전쟁이 되었다. 반도체가 산업의 쌀이라면, 신약은 그 나라의 국격과 생명권을 담보하는 최후의 보루다. mRNA 백신 확보 전쟁에서 우리가 목격했듯, 자국민의 생명을 지키고 경제를 지탱하는 힘은 결국 '누가 먼저 혁신적인 신약의 지식재산권을 선점하느냐'에 달려 있다. 이제 신약은 단순한 상품이 아니라 글로벌 시장이라는 전장에서 휘두르는 가장 강력한 무기이자 방패가 되었다.

거대 자본과 속도의 전쟁

신약 하나를 탄생시키기 위해 투입되는 10년 이상의 시간과 조 단위의 자본은 현대판 군비 경쟁과 닮아 있다. '고위험, 고수익High Risk, High Return'이라는 말로는 부족하다. 단 한 번의 임상 실패로 기업의 존폐가 결정되고, 단 한 번의 성공으로 글로벌 순위가 뒤바뀌는 비정한 세계다. 특히 AI의 등장은 이 전쟁의 속도전을 가속화하고 있다. 과거 수년이 걸리던 후보 물질 도출이 이제는 수개월, 아니 수주 만에 이루어진다. 정보력이 곧 병력이 되고, 데이터가 곧 군수물자가 되는 시대다. 이 속도전에서 뒤처진다는 것은 단순한 경쟁에서의 열세가 아니라 시장에서 완전한 퇴출을 의미한다.

비즈니스 개발이라는 외교와 전략

신약의 전쟁에서 승리하는 것은 단순히 '좋은 약'을 만드는 것에 그치지 않는다. 누가 더 영리하게 동맹을 맺고(기술 도입Licnese-In, L/I, 기술 이전License-Out, L/O), 어느 시점에 적진의 심장부(FDA 승인)에 깃발을 꽂느냐의 전략 싸움이다. 필자는 지난

10년간 유한양행을 비롯한 최전선 현장에서 수많은 거래와 협상을 지켜보며 확신했다. 이것은 과학의 탈을 쓴 고도의 심리전이자, 자본의 흐름을 읽는 전략가들의 두뇌 싸움이다. 사업 개발Business Development, BD 담당자들은 총성 없는 전장의 외교관들이며, 그들이 만들어내는 계약서 한 장 한 장이 이 전쟁의 승패를 결정짓는 작전 지도다.

K-바이오, 추격자에서 주역으로

우리 대한민국은 이 거대한 전쟁터에 이제 막 본격적인 주력부대로 합류했다. 과거에는 선진국들이 남긴 흔적을 쫓는 추격자Follower였다면, 이제는 스스로 전선을 구축하고 글로벌 빅파마들과 어깨를 나란히 하는 선도자First Mover를 꿈꾸고 있다. 비만 치료제, 면역항암제, 그리고 디지털 치료제에 이르기까지 우리가 싸워야 할 전선은 넓고 험난하지만, 그만큼 새로운 기회 역시 크게 열려 있다.

퇴사 후 지난 시간을 돌아보며, 유한양행 사업 개발 현장에서 쌓아온 경험이 단순한 개별 딜의 기록에 머물러서는 안 된다는 생각이 들었다. 수많은 글로벌 제약사와 협상 테이블에 앉아 보니, 개별 기업의 전략은 결국 하나의 거대한 산업 지형도 안에서 움직이고 있었다. 미국과 유럽의 빅파마, 무섭게 성장하는 중국, 그리고 그사이에서 자리를 찾아가는 한국의 현재를 한눈에 조망할 수 있는 지도가 필요하다고 느꼈다. 이 흐름을 한눈에 읽을 수 있는 자료가 있다면 현장에서 연구하고 협상하고 투자 결정을 내려야 하는 사람에게 실질적인 나침반이 되겠다는 생각이 들었고, 그래서 고민 끝에 직접 써보기로 했다. 단순히 약의 효능을 나열하는 것이 아니라, 자본의 흐름과 기업의 전략, 그리고 그 속에 숨겨진 드라마틱한 서사를 통해 이 산업의 현재와 미래를 조망하고자 했다.

먼저 1장에서는 현재 전 세계를 강타한 비만 치료제 혁명을 다룬다. 과거 제약 산업의 제왕이 항암제였다면, 이제 그 왕좌는 비만 치료제로 넘어가고 있다. 덴마크의 노보 노디스크와 미국의 일라이 릴리, 이 두 제약사가 벌이는 시가총액 1000조 원의 전쟁은 단순히 살을 빼는 약을 넘어선 이야기다. 독도마뱀의 침에서 우연히 발견된 GLP-1이라는 호르몬이 어떻게 당뇨병 치료제를 넘어 인류 구원의 열쇠가 되었는지, 그리고 위고비와 젭바운드 같은 약물이 어떻게 심장마비와 뇌졸중 위험까지 낮추며 생명을 구하는 약으로 진화했는지 그 극적인 과정을 추적한다. 더불어 후발주자인 화이자, 암젠, 로슈의 반격 전략과 이 거대한 생산 전쟁 속에서 삼성바이오로직스 등 한국의 위탁생산 기업이 누리게 될 낙수 효과까지, '살 빼는 약'이 그려갈 새로운 부의 지도를 정밀하게 펼쳐 보인다.

2장에서는 암 정복을 향한 인류의 도전이 어디까지 왔는지 보여준다. 지난 10년간 항암제 시장을 지배했던 키트루다(PD-1 억제제)의 시대가 저물고, 이제는 두 개의 타깃을 동시에 공략하는 '이중항체'의 시대가 열리고 있다. 특히 중국 바이오텍 아케소의 이중항체가 폐암 치료의 절대 강자인 키트루다와의 정면 승부에서 승리한 충격적인 사건을 통해 기술의 패권이 어떻게 이동하고 있는지를 조명한다. 면역세포의 브레이크를 푸는 동시에 암세포의 보급로를 차단하는 융합 전략, 면역세포가 침투하지 못하는 '차가운 종양'을 '뜨거운 종양'으로 바꾸려는 과학자들의 집념, 그리고 이 거대한 흐름 속에서 틈새시장을 공략하며 생존을 모색하는 이뮨온시아 등 K-바이오의 영리한 전략을 다룬다.

3장에서는 SF 영화를 방불케 하는 최첨단 모달리티(치료 수단)의 향연이 펼쳐진다. 암세포만 정밀 타격하는 유도미사일 '항체-약물 결합ADC' 몸속에서 암세포를 찾아가 핵폭탄을 터뜨리는 방사성 '리간드 치료제RLT' 세포 내 청소 시스템을 이용해 암 단백질을 갈아버리는 '표적 단백질 분해제TPD' 등 혁신 기술들이 어떻게 암 치료의 패러다임을 바꾸고 있는지 살펴본다. 또한 과거에는 약물 개발이 불가능하다고 여겨졌던 KRAS 유전자 변이를 정복해 나가는 과정과 '엔허투'가 바꾼 유방암 치료의 역사 그리고 빅파마들이 생존을 위해 벌이는 M&A와 합종연횡의 현장을 생생하게 기록했다.

4장에서는 인류 최후의 미개척지 뇌를 향한 진격을 다룬다. 뇌를 외부 물질로부터 철통같이 지키는 '혈액-뇌 장벽BBB'은 그동안 수많은 신약 후보 물질을 좌절시킨 통곡의 벽이었다. 이 장에서는 이 성벽을 뚫기 위해 과학자들이 고안해 낸 '트로이 목마(셔틀 기술)'와 '집속초음파' 같은 기상천외한 방법들을 소개한다. 알츠하이머병 치료제 레켐비의 등장과 한계, 그리고 이를 극복하기 위해 글로벌 빅파마 릴리와 조 단위 계약을 체결한 에이비엘바이오, 부작용 없는 치료제에 도전하는 일리미스테라퓨틱스 등 한국 기업들의 눈부신 기술력을 조명한다. '나를 잃어버리는 병' 치매와 파킨슨병을 정복하여 인간의 존엄을 지키려는 눈물겨운 노력의 현장을 만날 수 있다.

5장에서는 우리 몸 안의 내전內戰인 자가면역질환과 알레르기 치료의 진화를 다룬다. 전 세계에서 가장 많이 팔린 약 '휴미라'에서 차세대 주자 '듀피젠트', '린버크'로 이어지는 블록버스터의 세대교체 과정을 통해 제약 시장의 트렌드 변화를 읽어낸다. 환자 개개인의 유전자를 분석해 맞춤형 치료를 제공하는 정밀 의료의 현주소와 아토피, 건선, 류머티즘성 관절염 등 삶의 질을 파괴하는 질병들로부터 해방되기 위해 주사 대신 알약을 만들고, 이중항체로 면역 시스템을 재설계하는 글로벌 경쟁을 다룬다. 특히 에이프릴바이오, 한올바이오파마 등 플랫폼 기술과 제형 변경 기술을 무기로 글로벌 무대에서 활약하는 K-바이오의 현재를 담았다.

6장 'K-바이오의 미다스 손: 연구실의 원석을 세계적인 신약으로 조각하는 법'은 대한민국 제약·바이오 산업에 던지는 필자의 간절한 제언이다. K-팝이 체계적인 육성 시스템을 통해 글로벌 스타를 배출했듯, K-바이오 역시 우연한 발견에 의존하는 것을 넘어 유망 기술을 발굴하고 산업적 가치를 더해 기획하는 시스템이 필요함을 역설한다. 대학과 연구소에 잠자고 있는 훌륭한 원석들을 산업계의 시각으로 다듬어낼 'K-바이오 컨설팅 그룹'과 이를 체계적으로 지원할 한국형 벤처 크리에이션 모델인 'K-DDI'의 설립을 제안한다. 이는 우리가 '추격자'를 넘어 진정한 '선도자'로 도약하기 위한 구체적인 청사진이다.

마지막으로 부록 'K-바이오텍을 위한 글로벌 BD 전략'은 이 책의 또 다른 핵심이자, 실무자들을 위한 실전 지침서다. 아무리 좋은 기술도 팔리지 않으면 무용지물이다. 글로벌 제약사와의 파트너링 미팅에서 명함을 주고받는 것을 넘어 실제 수조 원대의 계약을 성사하는 데 필요한 전략을 담았다. 단순한 기술 이전뿐만 아니라 자산중심신설법인 설립과 같은 고도화된 비즈니스 모델, 협상력을 높이는 BATNA(협상 결렬 시 대안) 전략, 그리고 계약서의 독소 조항을 피하고 실속을 챙기는 법까지, 바이오 비즈니스 현장에서 즉시 활용 가능한 노하우를 아낌없이 공개한다.

이 책이 제약·바이오 산업의 현재를 이해하고 미래를 조망하고 싶은 투자자, 연구자, 그리고 산업 종사자에게 유용한 내비게이션이 되기를 바란다. 또한 질병 없는 세상을 꿈꾸는 모든 독자에게 과학기술이 선사하는 희망의 증거가 되기를 소망한다. 총성 없는 신약 전쟁의 최전선, 그 치열하고도 경이로운 현장으로 여러분을 초대한다.

1장

'암'에서 '살'로, 돈의 흐름이 바뀌다
제약 산업의 거대한 지각 변동

'암'에서 '살'로, 돈의 흐름이 바뀌다

제약 산업의 거대한 지각 변동

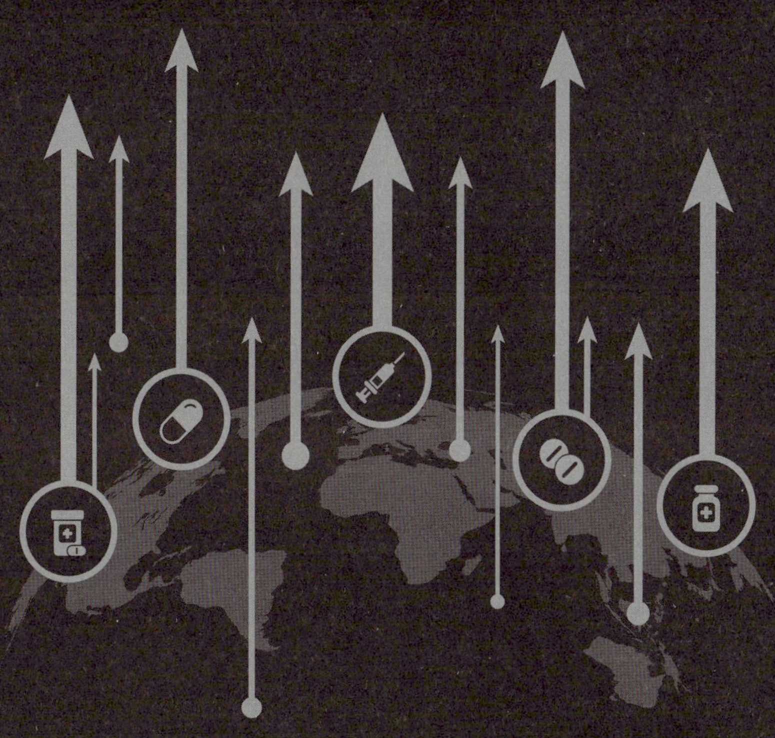

2023년 8월, 네덜란드 암스테르담에서 열린 유럽심장학회장은 마치 월드컵 결승전을 앞둔 경기장처럼 팽팽한 긴장감에 휩싸여 있었다. 전 세계에서 모여든 수천 명의 심장 전문의들이 숨을 죽인 채 덴마크 제약사 노보 노디스크Novo Nordisk의 발표를 기다리고 있었기 때문이다. 이윽고 발표가 시작되고 15분 뒤, 객석 곳곳에서는 탄성이 터져 나왔다. 비만 치료제인 '위고비Wegovy'가 단순히 살만 빼는 것이 아니라, 심장마비나 뇌졸중 같은 주요 심혈관 사건의 발생 위험을 무려 20%나 감소시킨다는 놀라운 결과가 공개되었기 때문이다.

그 순간, 이 약은 단순한 다이어트약을 넘어 '사람의 목숨을 구하는 약'으로 신분이 격상되었다. 그날 이후 전 세계 제약 산업의 판도는 송두리째 뒤집혔다. 월스트리트의 한 베테랑 분석가는 이 현상을 두고 이렇게 선언했다. "이제 제약 산업의 미래는 '암cancer'이 아니라 '체중weight'에 있다."

처음에는 농담처럼 들렸던 이 말은 불과 1년 만에 부인할 수 없는 현실이 되었다. 2024년 기준, 위고비를 만든 노보 노디스크의 시가총액은 한때 5000억 달러(약 650조 원)를 돌파하며 루이뷔통을 제치고 유럽에서 가장 비싼 기업이 되었다. 이 회사의 경제적 파급력은 본국인 덴마크 전체 GDP의 절반에 육박할 정도이다. 경쟁사인 미국의 일라이 릴리Eli Lilly 또한 비만 치료제 열풍에 힘입어 미국 제약사 중 시가총액 1위 자리를 꿰찼다.

지난 30년간 제약 업계에는 굵직한 게임 체인저들이 있었다. 1990년대에는 고지혈증 약이 심장병 예방의 길을 열었고, 2000년대와 2010년대에는 획기적인 항암제들이 암 정복의 희망을 보여주었다. 하지만 지금의 GLP-1 비만 치료제만큼 이토록 빠르고 강력하게, 그리고 대중적으로 산업 전체를 뒤흔든 사례는 전무했다.

이것은 단순히 살 빼는 주사에 관한 이야기가 아니다. 이는 거대한 돈이 어디로 흐르고 있는지, 그리고 인류가 오랫동안 싸워온 '비만'이라는 질병을 어떻게 정복해 나가고 있는지에 대한 거대한 서사이다. 한때 "살이 찐 건 네 의지가 약해서야"라고 비난받던 시대는 끝났다. 이제 비만은 의학적으로 치료 가능한 질병이며, 이 혁신적인 약물들은 심장병, 지방간, 심지어 치매(알츠하이머병)까지 예방할 수 있는 '만능열쇠'로 거듭나기 위해 노력하고 있다. 지금부터 1000억 달러가 넘는 황금 시장을 두고 벌어지는 제약사들의 치열한 전쟁터를 둘러보고자 한다.

 '암'에서 '살'로, 돈의 흐름이 바뀌다

비만 치료제 시장의 폭발적 성장: 숫자로 보는 패러다임 전환

불과 몇 년 전인 2018년까지만 해도 전 세계 비만 치료제 시장 규모는 고작 10억 달러(약 1조 3000억 원) 수준에 불과했다. 당시 제약 업계에서 비만 약 개발은 '약들의 무덤'이라고 불렸다. 그도 그럴 것이 1990년대에 살 빠지는 약으로 선풍적인 인기를 끌었던 '펜펜'이 심장 판막을 망가뜨린다는 사실이 밝혀지며 시장에서 퇴출당했기 때문이다. 이후에도 여러 약이 나왔지만, 기껏해야 체중의 10% 정도를 빼는 데 그치거나 심한 부작용 때문에 외면받았다. 제약사들은 비만 치료제를 "돈만 먹고 성과는 없는 하마" 취급하며 연구를 포기하기도 했다.

하지만 2021년 6월, 위고비가 미국 FDA의 승인을 받으며 대반전이 시작되었다. 임상시험에서 보여준 평균 15~17%의 체중 감량 효과는 기존의 약들과는 차원이 달랐다. 출시하자마자 약을 구하려는 사람이 몰려들었고, 없어서 못 파는 품귀 현상이 1년 넘게 이어졌다.

2023년에는 더 강력한 경쟁자가 등장했다. 일라이 릴리가 만든 당뇨병 치료제 '마운자로Mounjaro'가 살 빼는 데 기가 막힌 효과가 있다는 사실이 알려지며, 의사들이 알음알음 비만 환자에게 처방하기 시작한 것이다. 이 약은 임상시험에서 무려 20% 이상의 체중 감량 효과를 보여주었다. 쉽게 말해 100kg인 사람이 주사만 맞아도 75kg이 될 수 있다는 뜻이다. 과거에 이 정도 결과는 위 절제술을 해야만 가능했던 영역이었다.

그 결과, 2024년 말 기준 글로벌 비만 치료제 시장은 약 300~400억 달러 규모로 커졌다. 2018년에 비해 불과 6년 만에 시장이 수십 배나 폭발적으로 성장한 것이다. 하지만 전문가들은 "이것은 시작에 불과하다"라고 말한다. 골드만삭스나 모건스탠리 같은 투자 은행들은 2030년이 되면 이 시장이 1000억 달러에서 최대 1500억 달러까지 커질 것으로 내다본다. 이는 현재 전 세계 모든 항암제 시장 규모와 맞먹는 수준이다.

영화계에 천만 관객 영화가 있다면, 제약 업계에는 블록버스터가 있다. 통상 연 매출 10억 달러(약 1조 3000억 원)를 넘는 약을 '블록버스터'라고 부른다. 2000년대 초반, 전 세계적으로 히트했던 고지혈증 약 리피토Lipitor가 연 130억 달러를 벌어들이며 전설로 남았다.

하지만 비만 치료제들이 등장하면서 이 기록들은 역사 속으로 사라질 운명에 처했다. 2024년은 전 세계 의약품 시장의 왕좌가 비만 치료제로 넘어가는 역사적인 변곡점이었다. 단일 제품명 기준으로는 머크Merck Sharp & Dohme의 항암제 키트루다Keytruda가 여전히 1위를 지키고 있으나, 성분molecule 기준 합산 매출을 보면 노보 노디스크의 세마글루타이드 제품군(오젬픽Ozempic과 위고비)이 키트루다를 넘어서며 사실상 세계 1위 자리에 올랐다. 일라이 릴리의 티르제파타이드(마운자로와 젭바운드Zepbound) 또한 폭발적인 성장세로 글로벌 매출 3위권에 진입하며 판도를 뒤흔들고 있다. 바야흐로 전 세계에서 가장 많이 팔리

　　　　　　　　　　'암'에서 '살'로, 돈의 흐름이 바뀌다

는 약 탑 3의 경쟁이 '항암제 vs 살 빼는 약'의 구도로 재편된 것이다.

일부 전문가들은 2030년대가 되면 단일 비만 치료제 하나가 연간 1000억 달러(약 130조 원)를 벌어들이는 꿈 같은 일이 벌어질 수 있다고 예측한다. 근거는 명확하다. 전 세계에 비만 환자는 6억 5000만 명, 과체중까지 합치면 20억 명이나 된다. 게다가 약값은 비싸다(미국 기준 한 달에 약 150~200만 원). 한 번 맞기 시작하면 체중 유지를 위해 평생 맞아야 할 수도 있다. 단순한 시장 논리로만 봐도 제약 역사상 가장 큰 '노다지'가 터진 것이다.

비만 치료제 시장이 이렇게 미친 속도로 성장하는 데는 단순히 '약 효과가 좋아서'라는 이유만으로는 설명이 부족하다. 여러 사회적, 문화적 요인이 맞물린 결과이다.

첫째, 효과가 너무 압도적이다. 예전 약들은 살이 그렇게 많이 빠지지 않아서 "이럴 거면 그냥 굶고 말지"라는 소리를 들었지만, 지금 약들은 맞게 되면 살이 15~25%가 빠진다. 환자의 인생이 바뀔 정도의 변화이다.

둘째, '비만은 질병'이라는 인식이 자리 잡았다. 과거에는 살찐 사람을 보고 "게으르다", "의지가 약하다"라고 비난했다. 하지만 과학이 발달하면서 비만이 유전자, 호르몬, 뇌과학이 복합적으로 얽힌 질병임이 밝혀졌다. 이제는 의사의 도움을 받아 치료해야 한다는 공감대가 형성된 것이다.

셋째, 셀럽과 SNS의 힘이다. 테슬라의 일론 머스크가 다이어트 비결을 묻는 말에 "위고비"라고 트윗 한 줄을 남긴 것이 기폭제가 되었다. 틱톡과 인스타그램에서는 해시태그 #Ozempic을 단 영상이 수억 건 조회되었고, 할리우드 스타들의 달라진 몸매가 연일 화제가 되었다.

넷째, 코로나19 팬데믹의 영향이다. 뚱뚱한 사람이 코로나에 걸리면 더 위험하다는 사실이 알려지면서 건강에 대한 공포가 커졌다. 또한, 집콕 생활로 살이 찐 사람들(소위 '확찐자')이 늘어나면서 다이어트 수요가 폭발했다.

다섯째, 돈이 된다. 비만은 당뇨, 고혈압, 암 등 온갖 병의 원인이다. 비만 치료제로 살을 빼면, 나중에 이런 병들을 치료하는 데 들어갈 천문학적인 의료비를 아낄 수 있다는 계산이 나온다.

여섯째, 투자자들의 열광이다. 노보 노디스크와 일라이 릴리의 주가가 몇 년 새 4배, 10배씩 뛰는 걸 본 투자자들은 '제2의 노보 노디스크'를 찾아 돈을 쏟아붓고 있다.

마지막으로, 없어서 못 파는 상황을 해결하려는 기업들의 노력이다. 제약사들은 공장을 짓는 데 수조 원을 쏟아붓고 있다. 공급이 수요를 따라잡는 순간, 이 시장은 지금보다 훨씬 더 무섭게 성장할 것이다. 하지만 빛이 강하면 그림자도 있는 법. 비싼 가격, 약을 끊으면 살이 다시 찌는 요요 현상 등 해결해야 할 과제도 여전히 남아 있다. 과연 인류는 어떻게 이 기적의 약물을 현명하게 사용할 수 있을까?

GLP-1 계열이란 무엇인가:
우연이 만든 과학의 기적

인류를 비만에서 구원할 열쇠가 최첨단 실험실이 아닌, 뜨거운 태양이 내리쬐는 미국 애리조나 사막의 모래 밑에 숨겨져 있었다면 믿을 수 있을까? 이 거대한 의학 혁명의 시작은 1990년대 초반, 한 내분비학자의 끈질긴 호기심과 독도마뱀Gila monster이라는 기묘한 생명체와의 만남에서 비롯되었다.

몸길이 50cm 정도에 주황색과 검은색이 뒤섞인 화려한 무늬의 독도마뱀은 북미 남서부 사막에 서식하는 파충류이다. 이 녀석들은 아주 독특한 생존 습성을 가지고 있는데, 바로 일 년에 단 3~4번만 먹이를 먹는다는 점이다. 그럼에도 불구하고 그들은 굶어 죽기는커녕 아주 건강하게, 그리고 혈당 수치를 안정적으로 유지하며 사막의 혹독한 환경을 버텨낸다.

뉴욕 브롱크스의 재향군인 병원에서 일하던 존 엥John Eng 박사는 이 점에 주목했다. "도대체 어떻게 몇 달을 굶고도 혈당이 떨어지지 않을까? 분명 타액 속에 특별한 무언가가 있을 것이다." 그의 가설은 적중했다. 1992년, 그는 독도마뱀의 타액에서 '엑센딘-4exendin-4'라는 미지의 물질을 찾아낸다.

놀랍게도 이 물질은 우리 인간의 몸속에 있는 호르몬인 'GLP-1(글루카곤유사펩타이드-1glucagon-like peptide-1)'과 구조가 53%나 유사했다. GLP-1은 우리가 식사를 하면 소장에서 분비되어 췌장에 "주인님이 밥을 먹었으니 인슐린을 내보내!"라고 신호를 보내는 호르몬이다.

하지만 인간의 자연산 GLP-1에는 치명적인 약점이 있었다. 수명이 너무 짧다는 것이다. 우리 몸에는 'DPP-4'라는 분해 효소가 있는데, 마치 가위를 든 청소부처럼 혈액 속에 GLP-1이 나타나자마자 싹둑 잘라버린다. 그 결과 인간의 GLP-1은 분비된 지 불과 2~3분 만에 사라져 버린다. 약으로 쓰기에는 효과가 너무 짧아 환자에게 링거를 꽂고 24시간 내내 주입하지 않는 이상 치료제로 쓰기 불가능한 상태였다.

그런데 독도마뱀의 엑센딘-4는 달랐다. 인간의 효소(DPP-4)가 이를 인식하지 못해 분해하지 못했던 것이다. 덕분에 이 물질은 체내에서 훨씬 오래 살아남아 혈당을 조절할 수 있었다. 이 발견은 비만과 당뇨병 치료의 역사를 바꾸는 신호탄이 되었다. 일라이 릴리는 이 독도마뱀의 호르몬을 기반으로 2005년 최초의 GLP-1 계열 당뇨병 치료제 '바이에타Byetta'를 세상에 내놓게 된다.

독도마뱀의 발견은 훌륭했지만, 바이에타에도 한계는 있었다. 하루에 두 번씩 주사를 맞아야 했기 때문이다. 매일, 그것도 두 번씩 배에 주삿바늘을 꽂는 것은 환자에게 엄청난 고역이었다.

여기서 덴마크의 제약사 노보 노디스크가 등판한다. 그들은 독도마뱀의 호르몬을 빌려 쓰는 대신, 인간의 GLP-1을 직접 개량하는 정공법을 택했다. 그들의 아이디어는 기발했다. GLP-1 분자에 '지방산 사슬'이라는 끈을 달아준 것이다.

이 끈의 역할은 마치 히치하이크와 같다. 혈액 속에는 '알부

    '암'에서 '살'로, 돈의 흐름이 바뀌다

민'이라는 거대한 단백질이 떠다니는데, 개량된 GLP-1은 지방산 끈을 이용해 알부민에 착 달라붙었다. 이렇게 거대한 알부민에 업혀 다니니 GLP-1을 파괴하려는 분해 효소 DPP-4가 쉽게 접근하지 못하게 된 것이다. 또한 덩치가 커져서 신장(콩팥)을 통해 소변으로 배출되는 시간도 늦춰졌다.

이 기술을 통해 노보 노디스크는 약물의 수명을 획기적으로 늘렸다. 처음 나온 삭센다Saxenda(약물명 리라글루타이드)는 하루 한 번만 맞으면 되었고, 기술을 더 발전시킨 위고비(약물명 세마글루타이드)는 일주일에 딱 한 번만 맞으면 되는 기적을 만들어 냈다. 반감기를 2분에서 7일로 늘린 이 화학 공학의 승리가 바로 오늘날 '주 1회 비만 주사' 열풍의 기술적 배경이다.

그렇다면 이 약은 도대체 어떻게 살을 빼는 걸까? 지방을 녹이는 걸까? 아니다. GLP-1 치료제의 가장 혁신적인 점은 바로 '뇌Brain'를 속인다는 것이다. 비만은 단순히 위장이 커서 생기는 문제가 아니다. 우리 뇌 속 깊은 곳에 있는 시상하부에는 식욕을 조절하는 관제탑이 있다. 이곳에서는 "배고파, 먹어!"라고 소리치는 뉴런(NPY/AgRP)과 "배불러, 그만 먹어!"라고 말하는 뉴런(POMC)이 끊임없이 줄다리기한다. 비만 환자들은 이 균형이 깨져 있어 배가 불러도 계속 먹으라는 신호가 켜져 있는 경우가 많다.

GLP-1 약물은 혈관을 타고 뇌로 들어가 이 관제탑에 직접 개입한다. "그만 먹어"라고 외치는 뉴런을 강력하게 깨우고, 반대로 식욕을 부추기는 뉴런은 억제한다. 즉, 뇌에 "너는 이미 뷔페

를 배불리 먹었어"라는 가짜 포만감 신호를 강력하게 보내는 것
이다.

이 약을 투여받은 환자들은 하나같이 흥미로운 경험담을 털
어놓았다. 바로 '음식 소음food noise'이 사라진 것이다. 비만 환
자들의 머릿속은 하루 종일 음식 생각으로 시끄럽다. '점심 뭐
먹지?', '저녁엔 치킨 시킬까?', '냉장고에 케이크 남았는데…'
같은 생각들이 배경음악처럼 끊임없이 맴돈다. 이것은 의지의
문제가 아니라 호르몬의 장난이다. 그런데 GLP-1 주사를 맞으
면, 마치 라디오 볼륨을 줄이듯 이 시끄러운 잡음이 뚝 끊긴다.
"눈앞에 치킨이 있어도 별로 먹고 싶지가 않아요. 그냥 돌멩이
보는 기분이에요." 이것이 환자들이 말하는 GLP-1의 진짜 위력
이다. 억지로 참는 것이 아니라, 애초에 먹고 싶은 생각이 들지
않게 만드는 것이다.

뇌뿐만이 아니다. 이 약은 소화 기관에도 마법을 부린다. 바로
'위 배출 지연gastric emptying delay' 효과이다. 평소라면 밥을 먹고
1~2시간이면 음식이 위장을 통과해 소장으로 내려가면서 다시
배가 고파진다. 하지만 GLP-1은 위장의 운동 속도를 느리게 만
든다. 음식이 위장에 3~4시간 이상 꽉 차 있게 되는 것이다. 물
리적으로 위가 차 있으니 배가 고플 리가 없다. 다만, 이 과정에
서 부작용도 생긴다. 꽉 막힌 위장 때문에 속이 메스껍거나 구토
하는 증상이다. 처음 약을 시작할 때 많은 사람이 겪는 입덧 같
은 증상이 바로 이 때문이다.

마지막으로 췌장에서는 아주 똑똑한 방식으로 혈당을 조절한

  '암'에서 '살'로, 돈의 흐름이 바뀌다

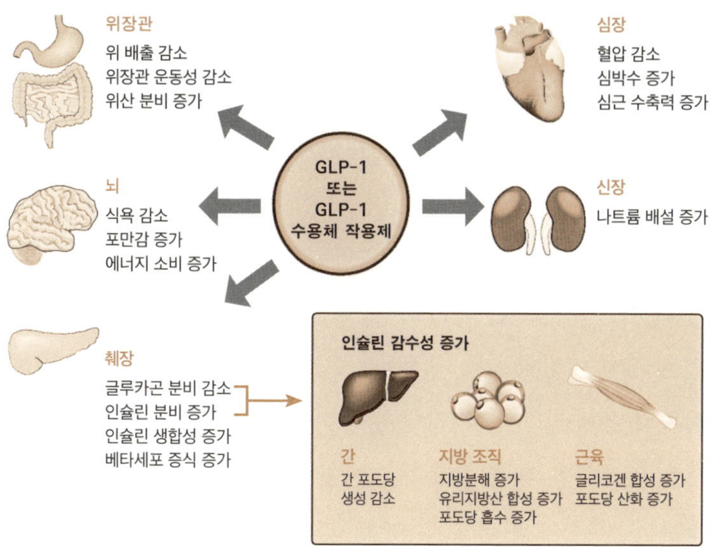

그림1 GLP-1 작용제의 기관별 작용 기전

다. 기존의 당뇨약이나 인슐린 주사는 혈당 수치와 상관없이 무조건 혈당을 떨어뜨려 자칫하면 쇼크가 올 수 있는 저혈당 위험이 컸다. 하지만 GLP-1은 '혈당 의존적glucose-dependent'으로 작용한다. 즉, 혈당이 높을 때만 "인슐린 나와!"라고 명령하고, 혈당이 정상이면 가만히 있는다. 그래서 저혈당 부작용 없이 안전하게 혈당을 관리할 수 있다.

재미있는 사실은 지금 전 세계를 휩쓸고 있는 이 살 빼는 약들이 처음부터 비만 치료제로 개발된 것은 아니라는 점이다. 노보 노디스크와 일라이 릴리는 원래 이 약들을 '제2형 당뇨병 치료제'로 개발하고 있었다. 그런데 임상시험을 진행하던 연구원들은 이상한 현상을 발견했다. 당뇨병 치료를 위해 약을 맞은 환자들의 살이 자꾸 빠지는 것이었다. 보통 인슐린 같은 당뇨약은 맞으면 살이 찌는 게 상식이었는데, 이 약은 정반대였다. 처음에는 그저 기분 좋은 부작용 정도로 여겨졌다. 하지만 살이 빠지는 정도가 심상치 않았다.

여기서 제약사의 뛰어난 전략적 판단이 빛을 발한다. 노보 노디스크는 생각했다. "이 부작용을 극대화하면 어떨까? 용량을 더 높여서 비만약으로 내놓자!" 그렇게 탄생한 것이 당뇨약 오젬픽의 용량을 높인 비만약 위고비이다. 성분은 세마글루타이드로 똑같지만, 이름과 용량 그리고 허가받은 용도만 다르게 포장하는 '투 트랙 전략'을 쓴 것이다. 일라이 릴리 역시 당뇨약 마운자로를 이용해 마찬가지로 비만약 젭바운드로 승인받았다.

이것은 제약 역사상 가장 성공적인 재활용 사례 중 하나이다. 협심증 치료제로 개발하다가 부작용으로 발기부전 치료 효과가 발견되어 대박이 난 비아그라처럼, GLP-1 역시 당뇨약에서 시작해 비만 치료제의 왕좌에 오르게 된 '세렌디피티serendipity(우연한 행운)'의 산물인 셈이다.

이제 GLP-1은 단순한 다이어트약이 아니다. 이 약이 뇌와 장, 췌장에 작용하여 체중을 줄이는 과정은 우리 몸의 대사 시스템 전체를 수리하는 과정과 같다. 최근 연구들은 이 약물이 심장 혈관을 튼튼하게 하고, 신장 기능을 보호하며, 간의 지방을 씻어낸다는 사실을 보고하고 있다. 심지어 이 약이 뇌의 염증을 줄여 치매까지 막을 수 있다는 주장도 있다. 독도마뱀의 침에서 발견된 이 작은 호르몬이 이제 비만을 넘어 인류의 수명을 연장하는

 '암'에서 '살'로, 돈의 흐름이 바뀌다

'대사 질환 통합 치료제'로 진화하고 있다.

비만 시장의 천하이분지계: 노보 노디스크 vs 일라이 릴리

전 세계 비만 치료제 시장을 쥐락펴락하고 있는 두 주인공, 덴마크의 노보 노디스크와 미국의 일라이 릴리. 이 두 회사의 라이벌 관계는 단순히 이번 비만 약 열풍 때문에 갑자기 생겨난 것은 아니다. 이들의 질긴 인연, 아니 악연은 무려 100년 전으로 거슬러 올라간다. 콜라 업계에 코카콜라와 펩시가 있고, 스마트폰에 삼성과 애플이 있다면, 당뇨병 치료제 시장에는 지난 한 세기 동안 노보와 릴리가 있었다.

이야기는 1920년대로 돌아간다. 캐나다의 과학자들이 인슐린이라는 기적의 물질을 발견했을 때, 이를 가장 먼저 상업화하여 전 세계 당뇨병 환자에게 공급하기 시작한 회사가 바로 일라이 릴리였다. 그들은 1923년 세계 최초로 인슐린 대량 생산에 성공하며 시장의 선구자가 되었다. 반면, 대서양 건너 덴마크에서는 노벨상 수상자이자 생리학자인 아우구스트 크로August Krogh가 당뇨병을 앓던 아내를 치료하기 위해 인슐린 생산 권리를 얻어 회사를 세웠는데, 이것이 바로 노보 노디스크의 전신이다.

이후 100년 동안 두 회사는 서로의 멱살을 잡고 싸우며 성장했다. 릴리가 소나 돼지의 췌장에서 인슐린을 추출해 팔면, 노보가 더 순도 높은 정제 기술을 내놓았고, 1980년대 릴리가 유전자 조작을 통해 사람의 인슐린과 똑같은 '휴먼 인슐린'을 내놓자, 노보도 곧바로 따라붙었다. 주삿바늘을 무서워하는 환자들을 위해 볼펜처럼 생긴 주사기(인슐린 펜)를 누가 더 편하게 만드느냐를 두고도 치열하게 경쟁했다.

그렇게 100년을 싸우며 '당뇨병 제국'을 양분해 온 두 회사는 2020년대에 들어와 새로운 전장에서 마주치게 된다. 바로 비만이라는 거대한 미개척지였다. 당뇨병 치료제를 개발하다가 우연히 발견한 살 빠지는 효과를 두고, 두 회사는 다시 한번 사활을 건 전쟁을 시작했다. 이번 전쟁의 승리자는 단순히 시장 점유율 1위를 차지하는 것을 넘어, 전 세계에서 가장 가치 있는 제약회사라는 왕관을 쓰게 될 것이다.

현재 초기 승기를 잡은 것은 노보 노디스크이다. 그들은 위고비를 통해 비만 치료제 시장을 사실상 창조했다. 위고비는 우리가 앞서 살펴본 GLP-1이라는 호르몬 하나를 모방하여 식욕을 억제한다. 임상시험에서 15%의 체중 감량 효과를 증명하며 전 세계적인 신드롬을 일으켰다. 시장을 먼저 선점한 '퍼스트 무버first mover'로서의 이점은 강력했다. "살 빼는 주사는 곧 위고비"라는 공식이 성립될 정도였으니까.

하지만 미국의 일라이 릴리는 호락호락한 상대가 아니었다. 그들은 노보가 시장을 휩쓰는 것을 보고만 있지 않았다. 릴리는 "GLP-1 하나만으로는 부족하다. 하나를 더 추가하자!"라는 과감한 전략을 세웠다. 그래서 탄생한 것이 바로 젭바운드(약물명

  '암'에서 '살'로, 돈의 흐름이 바뀌다

티르제파타이드)이다.

젭바운드는 세계 최초의 '이중 작용제dual agonist'이다. 노보의 위고비가 GLP-1이라는 버튼 하나만 누른다면, 릴리의 젭바운드는 GLP-1과 GIP(포도당 의존적 인슐린 분비 촉진 폴리펩타이드 Glucose-dependent Insulinotropic Polypeptide)라는 또 다른 호르몬 버튼을 동시에 누른다. GIP는 GLP-1과 비슷하면서도 다른 작용을 하는데, 지방 대사를 돕고 메스꺼움 같은 부작용을 줄여주는 역할을 하는 것으로 알려져 있다.

쉽게 비유하자면, 위고비가 성능 좋은 '싱글 터보' 엔진을 달고 달린다면, 젭바운드는 '트윈 터보' 엔진을 장착한 셈이다. 결과는 수치로 증명되었다. 젭바운드는 임상시험에서 무려 20.9%라는 경이적인 체중 감량 효과를 보여주었다. 일부 환자들에서는 25% 이상 살이 빠지기도 했다. 이는 위고비의 15%를 훌쩍 뛰어넘는 수치이다. "더 강력한 놈이 나타났다"라는 소식에 시장은 열광했다. 2026년 현재, 릴리는 이 강력한 효능을 무기로 노보 노디스크의 점유율을 무서운 속도로 뺏고 있다.

제약 회사들의 전쟁은 마케팅이나 영업 싸움인 경우가 흔하다. 의사들을 만나 우리 약이 더 좋다고 설득하는 것이다. 하지만 지금 비만 치료제 시장의 양상은 전혀 다르다. 이 전쟁의 핵심은 '생산production'이다.

2023년부터 전 세계적으로 벌어진 기현상이 있다. 돈을 싸 들고 가도 약을 구할 수가 없는 것이다. 미국 뉴욕에 위치한 한 부유한 동네의 약국들은 재고가 없어 대기 명단을 작성해야 했고,

환자들은 약을 구하기 위해 국경을 넘어 멕시코나 캐나다로 원정을 떠나기도 했다. 심지어 당뇨병 환자들이 써야 할 약(오젬픽, 마운자로)까지 비만 환자들이 싹쓸이해 가는 바람에, 정작 인슐린 조절이 필요한 당뇨 환자가 약을 구하지 못해 발을 동동 구르는 윤리적인 문제까지 터져 나왔다.

왜 이런 일이 벌어졌을까? 수요를 예측하지 못했기 때문이기도 하지만, 근본적으로는 이 약을 만드는 것이 너무나 어렵기 때문이다. 위고비나 젭바운드는 공장에서 밀가루 반죽 찍어내듯 뚝딱 만들 수 있는 화학 알약이 아니다. 살아 있는 세포를 배양해서 원료를 만들고, 아주 복잡한 정제 과정을 거쳐야 하는 '바이오 의약품Biologics'이다. 게다가 이 약들은 주사기 형태인 오토 인젝터auto-injector에 담겨야 하는데, 이 펜 모양의 주사기 하나를 만드는 데만 수십 개의 정밀 부품이 들어간다.

그래서 지금 두 회사는 마케팅 비용을 줄이고, 그 돈을 공장을 짓는 데 쏟아붓고 있다. 이것은 '누가 더 빨리, 더 많이 찍어내느냐'의 싸움이다. 노보 노디스크는 2023년과 2024년에 걸쳐 약 60억 달러(약 8조 원) 이상을 공장 증설에 투자했다. 덴마크의 작은 도시 칼룬드보그에 있는 노보의 공장은 지금도 24시간 불이 꺼지지 않고 돌아가고 있으며, 국가 전체가 나서서 도로를 깔아 주고 전기를 끌어다 주고 있을 정도이다.

일라이 릴리는 한술 더 떴다. 그들은 70억 달러(약 9조 원) 이상의 돈을 들여 미국 인디애나주와 독일, 아일랜드 등에 거대한 생산 요새를 짓고 있다. 릴리의 CEO 데이비드 릭스David A. Ricks

   '암'에서 '살'로, 돈의 흐름이 바뀌다

는 "우리는 이것을 향후 20년을 책임질 기회로 보고 있다"라며 역사상 최대 규모의 투자를 감행했다.

생산 전쟁이 얼마나 치열한지를 보여주는 상징적인 사건이 2024년 초에 터졌다. 노보 노디스크의 지주사가 세계적인 의약품 위탁생산 기업 캐탤런트Catalent를 무려 165억 달러(약 22조 원)에 전격 인수한 것이다. 캐탤런트는 전 세계 제약사들의 약을 대신 만들어주는 제약 업계의 TSMC 같은 곳 중 하나이다. 그런데 노보가 이 회사를 통째로 사버린 것이다. 이것은 비즈니스 세계에서 보기 드문 '알 박기' 전략이자 신의 한 수였다.

이 인수의 의미는 세 가지로 해석된다. 첫째, 당장 캐탤런트의 공장을 위고비 생산 기지로 돌려 부족한 물량을 채울 수 있다. 공장을 새로 짓는 데는 3~5년이 걸리지만, 이미 존재하는 공장을 사면 당장 내일부터 돌릴 수 있으니 말이다. 둘째, 경쟁자인 일라이 릴리에게 치명적인 펀치를 날렸다. 릴리 역시 캐탤런트의 고객사였기 때문이다. 졸지에 경쟁사의 자회사에 생산을 맡겨야 하거나, 급하게 다른 공장을 알아봐야 하는 난감한 상황에 빠지게 된 것이다. 셋째, 미래의 경쟁자가 들어올 틈을 차단했다. 생산 시설 자체가 진입 장벽이 된 것이다.

이 사건은 제약 업계에 큰 충격을 주었다. 약만 잘 만들면 되는 게 아니라, '공장을 가진 자가 이긴다'는 새로운 법칙을 확인시켜 주었기 때문이다. 일라이 릴리 경영진은 이 인수에 대해 "반독점법 위반 소지가 있다"라며 강력하게 반발했지만, 노보의 공격적인 행보는 멈추지 않고 있다.

이 거인들의 전쟁터에서 의외의 수혜를 입고 있는 곳이 바로 한국이다. 노보와 릴리가 아무리 공장을 지어도 당장 폭발하는 수요를 감당할 수 없자, 약 좀 대신 만들어달라며 전 세계의 위탁생산 기업들에게 러브콜을 보내고 있기 때문이다.

여기서 삼성바이오로직스가 등장한다. 세계 최대 규모의 생산 능력을 갖춘 삼성바이오로직스는 일라이 릴리 등과 조 단위의 계약을 맺고 비만 치료제 생산에 뛰어들었다. SK바이오사이언스와 롯데바이오로직스 등도 펩타이드 의약품을 생산할 수 있는 설비를 갖추며 이 거대한 '낙수 효과'를 받아낼 그릇을 준비하고 있다. 두 거인의 싸움 덕분에 한국의 바이오 공장들이 쉴 새 없이 돌아가게 된 셈이다.

그렇다면 이 전쟁의 성적표, 즉 매출은 어떨까? 숫자를 보면 입이 다물어지지 않는다. 노보 노디스크의 2023년 GLP-1 관련 매출(오젬픽, 위고비 등)은 약 267억 달러(약 35조 원)였다. 단일 회사, 단일 계열 약물로 올린 매출로는 역대급이다.

하지만 릴리의 추격 속도가 무섭다. 2022년 중반 출시와 동시에 게임 체인저로 떠오른 마운자로는 2023년 51억 달러라는 놀라운 매출을 달성했다. 본격적인 궤도에 오른 2024년에는 매출이 수직으로 상승해 '연 매출 100억 달러'라는 고지를 가볍게 넘어섰으며, 제약 역사상 가장 빠르게 성장하는 약물 중 하나로 자리 잡았다.

당초 전문가들은 2025년 두 회사의 매출 합계가 약 750억 달러(약 100조 원) 수준일 것으로 예상했으나, 시장의 성장 속도는

     '암'에서 '살'로, 돈의 흐름이 바뀌다

이를 훨씬 뛰어넘었다. 2025년 일라이 릴리와 노보 노디스크는 비만/당뇨 치료제의 폭발적 수요에 힘입어 매출 합계 1000억 달러(약 140조 원) 시대를 열어젖혔다. 이것은 웬만한 국가 예산과 맞먹는 규모이다.

이 전쟁의 여파는 기업을 넘어 국가 경제까지 뒤흔들고 있다. 덴마크는 전통적으로 낙농업과 해운업이 강한 나라였지만, 지금은 '노보 노디스크의 나라'라고 해도 과언이 아니다. 노보 노디스크의 시가총액이 급등하면서 덴마크 주식 시장 전체 시가총액의 60% 이상을 차지하게 되었고, 이 회사가 벌어오는 막대한 외화 덕분에 덴마크 통화(크로네) 가치가 너무 올라 중앙은행이 금리를 조정해야 하는 행복한 비명을 지르고 있다.

미국 인디애나주 역시 일라이 릴리의 본사가 있는 곳으로서 전례 없는 호황을 누리고 있다. 릴리가 인디애나에 짓고 있는 공장은 지역 역사상 최대 규모의 투자이며, 수천 개의 양질의 일자리를 만들어내고 있다. 비만 치료제 전쟁이 미국 중서부의 경제 지도까지 바꾸고 있는 것이다.

결국 승패는 소비자인 환자와 의사의 선택에 달려 있다. 현재까지의 데이터를 보면, 체중 감량 효과를 중시하는 의사들은 릴리의 젭바운드를 선호하는 경향이 뚜렷해지고 있다. "기왕 돈 쓰고 고생해서 주사 맞는데 살이 더 많이 빠지는 게 낫지 않나"라는 논리이다. 실제로 2024년 상반기 미국 시장의 신규 처방 데이터를 보면, 젭바운드의 점유율이 30%까지 치고 올라오며 점유율 55%인 위고비를 맹추격하고 있다.

하지만 노보 노디스크의 위고비는 '신뢰'와 '데이터'로 방어하고 있다. 위고비는 경쟁작보다 시장에 먼저 나와 수년간 쌓은 방대한 안전성 데이터가 있다. 특히 앞서 언급한 심혈관 질환 예방 효과를 세계 최초로 입증했다는 점은 강력한 무기이다. "살을 좀 덜 빼더라도, 심장마비 예방까지 입증된 안전한 약을 쓰겠다"라는 환자에게는 위고비가 여전히 1순위이다.

이 전쟁은 이제 겨우 1라운드가 끝났을 뿐이다. 두 회사는 이미 다음 무기를 준비하고 있다. 현재 주 1회 맞는 주사도 불편하다며, 먹는 알약 형태의 비만 치료제를 개발하고 있다. 노보 노디스크는 먹는 위고비의 고용량 버전을, 일라이 릴리는 아예 새로운 방식의 먹는 약(오포글리프론Orforglipron)을 임상 3상 시험 중이다.

또한, 릴리는 GLP-1과 GIP에 이어 글루카곤까지 세 가지를 섞은 삼중 작용제triple agonist 레타트루타이드Retatrutide를 개발 중인데, 이 약은 임상에서 무려 24~30%의 체중 감량 효과를 보여주었다. 이것이 출시된다면 사실상 비만 수술은 지구상에서 사라질지도 모른다.

노보 노디스크와 일라이 릴리. 100년 전 인슐린으로 시작된 두 회사의 라이벌전은 이제 비만 치료제라는 거대한 무대에서 2차 대전을 치르고 있다. 이 전쟁 덕분에 인류는 '비만 정복'이라는 꿈에 한 걸음 더 가까워졌다. 하지만 동시에 소수의 거대 기업이 전 세계인의 삶을 좌지우지하는 초양극화 시대가 열리고 있기도 하다. 과연 최후의 승자는 누가 될까? 아니면 이 거대

  '암'에서 '살'로, 돈의 흐름이 바뀌다

한 시장을 사이좋게 나눠 갖고 영원한 제국을 건설하게 될까? 분명한 것은 이들이 쏘아 올린 공이 제약 산업을 넘어 우리 삶의 풍경을 완전히 바꾸어놓고 있다는 사실이다.

후발주자들의 반격과 미래 기술 경쟁: 잠에서 깬 거인들의 역습

2021년, 노보 노디스크가 쏘아 올린 위고비라는 신호탄은 전 세계 제약 업계를 충격에 빠뜨렸다. 하지만 그 충격의 강도는 저마다 달랐다. 노보 노디스크와 일라이 릴리가 축포를 터뜨리며 돈방석에 앉을 준비를 하는 동안, 소위 '빅파마Big Pharma'라 불리는 세계적인 제약 공룡들은 당혹감을 감추지 못했다. 화이자Pfizer, 암젠Amgen, 로슈Roche, 사노피Sanofi 같은 기업들은 연 매출이 수십조 원에 달하는 업계의 포식자들이었지만, 정작 비만 치료제라는 역사상 가장 큰 먹거리가 등장했을 때 그 식탁에 초대받지 못했다.

그들은 왜 이 거대한 흐름을 놓쳤을까? 사실 2010년대까지만 해도 제약 업계에서 비만 약 개발은 '돈만 먹는 하마' 취급을 받았다. 실패 확률은 높고, 기껏 개발해 봤자 체중 감량 효과가 크지 않아 외면받기 일쑤였기 때문이다. 그래서 대부분의 제약사는 비만보다는 암이나 희귀질환 치료제 개발에 몰두하고 있었다.

하지만 시장이 1000억 달러(약 130조 원) 규모로 커질 것이 확실시되자 상황이 180도 바뀌었다. "늦었지만 지금이라도 들어가야 한다"라는 위기감이 감돌기 시작했다. 하지만 이미 선두 주자들이 시장을 장악한 상황에서 똑같은 약Me-too drug을 만들어봤자 승산은 없었다. 후발주자들에게는 판을 뒤집을 '필살기'가 필요했다. 바야흐로 '추격자들의 전쟁'이 시작된 것이다.

화이자의 뼈아픈 실패와 반전의 카드, 메트세라

가장 먼저 칼을 빼 든 것은 화이자였다. 우리에게 백신으로 익숙한 이 회사는 팬데믹 동안 천문학적인 현금(약 1000억 달러)을 손에 쥐었다. 두둑한 지갑은 화이자에 자신감을 심어주었다. 그들의 전략은 명확했다. "주사는 아프고 귀찮다. 우리는 알약으로 승부한다."

현재 시장을 장악한 위고비나 젭바운드는 모두 일주일에 한 번 몸을 찔러야 하는 주사제이다. 화이자는 이 틈을 파고들었다. 물과 함께 꿀꺽 삼키면 살이 빠지는 알약, 그것이야말로 진정한 게임 체인저가 될 것이라 확신했다. 화이자는 '다누글리프론Danuglipron'이라는 경구용 치료제 개발에 막대한 자금을 쏟아부었다. 초기 결과는 나쁘지 않았다. 하루 두 번 약을 먹은 환자들의 체중이 눈에 띄게 줄어든 것이다. 하지만 2023년 말, 화이자는 결국 백기를 들고 말았다. 문제는 부작용이었다. 임상에 참여한 환자의 절반 가까이가 극심한 메스꺼움과 구토, 설사에 시달렸다. 살을 빼는 것도 좋지만, 하루 종일 화장실을 들락거리고 속이 뒤집어지는 고통을 견딜 사람은 없었다. 결국 환자 상당수

    '암'에서 '살'로, 돈의 흐름이 바뀌다

가 "더는 못 먹겠다"라며 중도 포기하는 사태가 벌어졌다. 화이자의 CEO 앨버트 불라는 "최고가 아니면 의미가 없다"라며 1일 2회 복용 버전의 개발 중단을 선언했다.

화이자는 복용 편의성을 높인 '1일 1회 복용' 버전으로 재도전하겠다는 의지를 밝혔지만, 시장의 반응은 싸늘했다. 이미 경쟁자들은 저만치 앞서가고 있었고, 자체 R&D만으로는 그 격차를 좁히기 어렵다는 위기감이 감돌았다. 여기서 화이자가 꺼내든 카드는 바로 M&A(인수합병)였다. 화이자는 차세대 비만 치료제 개발사로 주목받던 메트세라Metsera를 전격 인수하며 판을 흔들었다. 메트세라는 더메디슨컴퍼니The Medicines Company를 노바티스Novartis에 97억 달러에 매각했던 전설적인 인물 클라이브 민웰Clive Meanwell이 설립한 회사로, 창업 초기부터 방대한 포트폴리오를 구축하며 '준비된 신인'으로 불렸다. 메트세라의 인수는 화이자에게 단순한 파이프라인 확보 이상의 의미가 있다. 자체 개발이 난관에 봉착했을 때, 자본력을 바탕으로 유망한 바이오텍을 통째로 삼켜 시간을 단축하는 과감한 BD 전략이 실행된 것이다.

화이자는 메트세라가 보유한 차세대 주사제와 경구용 약물 기술을 흡수함으로써 다누글리프론의 실패로 생긴 공백을 단숨에 메우고 일라이 릴리와 노보 노디스크가 양분한 전장에 다시금 강력한 경쟁자로 복귀했다. 이는 신약 전쟁이 단순히 기술력 싸움을 넘어, '자본과 전략'의 대결로 확장되었음을 보여주는 상징적인 사건이다.

암젠의 역발상: "주사, 한 달에 한 번만 맞으세요"

화이자가 쓴맛을 보는 사이, 또 다른 바이오 강자 암젠은 조용히 칼을 갈고 있었다. 암젠의 접근법은 화이자와는 달랐다. "주사를 없앨 수 없다면, 주사 맞는 횟수를 획기적으로 줄이자."

현재 위고비나 젭바운드는 일주일에 한 번 맞아야 한다. 1년이면 52번이다. 암젠이 개발 중인 '마리타이드MariTide'는 이 횟수를 월 1회, 즉 1년에 12번으로 줄이는 것을 목표로 한다. 암젠은 약물 분자에 항체를 결합해 체내에서 약효가 아주 오랫동안 유지되도록 만드는 독자적인 기술을 보유하고 있다.

최근 발표된 임상 결과는 놀라웠다. 마리타이드를 월 1회 투여받은 환자들이 1년 만에 체중의 약 20%를 감량하는 데 성공한 것이다. 이는 매주 주사를 맞아야 하는 젭바운드와 맞먹는 강력한 효과이다. 잦은 이동으로 주사를 챙기는 것이 번거롭거나 주사 맞는 날을 자주 잊는 환자에게 월 1회 주사는 엄청난 매력이 될 수 있다.

암젠은 이 약물의 작용 원리에서도 차별화를 꾀했다. 경쟁사인 일라이 릴리가 두 가지 호르몬(GLP-1과 GIP)의 스위치를 모두 '켜는agonist' 방식이라면, 암젠은 GLP-1은 켜고 GIP는 '끄는antagonist' 독특한 방식을 택했다. 같은 호르몬을 두고 정반대로 접근한 것인데, 결과적으로 살이 빠지는 효과는 비슷하게 나타나고 있어 과학계의 비상한 관심을 끌고 있다. 암젠은 2027년경 출시를 목표로 막바지 임상에 속도를 내고 있다.

로슈와 제약사들의 쇼핑 전쟁: "돈으로 시간을 사겠다"

자체 개발이 늦었다면, 남은 방법은 하나뿐이다. 이미 기술을 가진 회사를 돈으로 사는 것이다. 스위스의 제약 거인 로슈도 이 전략을 택했다. 항암제 분야의 절대 강자인 로슈는 비만 치료제 시장에서는 존재감이 없었다. 위기감을 느낀 로슈는 2023년 말, 미국의 바이오 벤처 카모트 테라퓨틱스Carmot Therapeutics를 무려 27억 달러(약 3조 6000억 원)에 전격 인수했다.

카모트는 아직 제품을 출시하지도 못한 작은 회사였지만, 로슈가 탐낼 만한 보물을 가지고 있었다. 바로 GLP-1에 GIP, 그리고 글루카곤까지 세 가지 호르몬을 동시에 조절하는 삼중 작용제 기술을 소유하고 있던 것이다. 그들의 약물은 동물 실험에서 체중을 30% 이상 줄이는 괴력을 보였다. 로슈는 이 인수를 통해 단숨에 비만 치료제 경쟁의 중심부로 진입했다. 사노피와 브리스톨 마이어스 스퀴브Bristol Myers Squibb, BMS 등 다른 거대 제약사들도 좋은 기업이 있으면 얼마든지 사겠다며 두둑한 지갑을 들고 바이오 벤처 시장을 기웃거리고 있다. 바야흐로 기술 쇼핑의 시대가 열린 것이다.

후발주자들이 이토록 필사적인 이유는 이 시장의 진정한 승부가 아직 끝나지 않았기 때문이다. 전문가들은 비만 치료제 시장의 최종 승자는 주사제가 아니라 결국 먹는 약이 될 것이라고 입을 모은다. 지금의 주사제는 단백질(펩타이드) 성분이라 입으로 먹으면 위산에 다 녹아버린다. 이를 극복하기 위해 노보 노디스크는 특수 코팅 기술을 쓴 '리벨서스Rybelsus'라는 먹는 약을 내놨지만, 흡수율이 낮아 공복에 약을 섭취하면 30분간 물도 마시면 안 되는 등 복용이 까다롭다.

그래서 제약사들은 단백질이 아닌 화학 물질(저분자 화합물)로 만든 알약을 개발하려 애쓰고 있다. 화학 물질은 위산에 녹지 않고, 무엇보다 대량 생산이 쉬워 가격을 획기적으로 낮출 수 있다. 일라이 릴리가 개발 중인 오포글리프론이 대표적이다.

만약 한 달 약값이 100만 원이 넘는 지금의 주사제 대신, 몇만 원 수준의 알약이 나온다면? 비만 치료제는 '부자들의 약'에서 '전 국민의 약'으로, 나아가 비타민처럼 먹는 '해피 드러그'로 진화할 것이다. 이 성배를 누가 먼저 차지하느냐에 따라 1000억 달러 시장의 주인은 언제든 바뀔 수 있다.

서구의 제약사들이 최첨단 기술 전쟁을 벌이는 동안, 동쪽에서는 전혀 다른 형태의 위협이 다가오고 있다. 바로 '세계의 공장' 중국이라는 위협이다. 중국 제약사들은 복잡한 신약 개발보다는, 이미 검증된 약을 똑같이 만들어 싸게 파는 '바이오시밀러 biosimilar(복제약)' 전략에 올인하고 있다.

중국에는 비만 인구만 2억 명이 넘는다. 내수 시장만으로도 충분하지만, 그들은 세계 시장을 노리고 있다. 화동의약 Huadong Medicine 같은 중국 기업들은 삭센다나 위고비의 특허가 만료되는 시점만을 기다리고 있다. 중국은 전 세계 원료 의약품 생산의 중심지이기 때문에, 압도적인 생산 능력을 바탕으로 '가격 파괴'를 일으킬 수 있다.

현재 미국에서 한 달에 1300달러(약 170만 원) 하는 위고비를,

중국 기업들은 200~300달러(약 30~40만 원) 수준에 내놓을 준비를 하고 있다. 이렇게 되면 시장은 명확하게 갈라질 것이다. 미국과 유럽 등 구매력이 높은 선진국 시장은 최신 기술이 적용된 비싼 '오리지널 신약'이, 아시아와 남미, 아프리카 등 개발도상국 시장은 가성비를 앞세운 '중국산 복제약'이 장악하는 형국이 펼쳐질 것이다.

중국의 저가 공세는 한국 기업에도 큰 위협이자 기회이다. 가격 경쟁력에서는 중국을 이기기 힘들기 때문에, 한국 기업들은 투약의 편의성을 높인 마이크로니들 패치(붙이는 주사)나 부작용을 줄인 개량 신약으로 차별화를 꾀해야 하는 숙제를 안게 되었다.

정리하자면, 지금 비만 치료제 시장은 노보 노디스크와 일라이 릴리로 대표되는 양강 체제이지만, 그 밑바닥에서는 거대한 지각 변동이 일어나고 있다. 빅파마들은 막대한 자본력으로 기술을 사들이고 있고, 암젠은 편의성으로 틈새를 노리며, 중국은 저가 물량 공세를 준비하고 있다.

이 경쟁의 최대 수혜자는 결국 환자가 될 것이다. 경쟁이 치열해질수록 약의 효과는 좋아지고, 투약은 간편해지며, 무엇보다 살인적이었던 약값이 내려갈 것이기 때문이다. 2030년이 되면 우리는 주사 대신 알약을 먹고, 유전자 검사를 통해 나에게 딱 맞는 비만 약을 처방받는 시대를 맞이하게 될지도 모른다. 잠에서 깬 거인들의 반격은 이제 막 시작되었다.

K-바이오의 승부수:
고래 싸움에 등 터지지 않고 '새우'가 살아남는 법

솔직해져 보자. 지금 당장 한국의 제약 회사가 노보 노디스크나 일라이 릴리 같은 거인과 정면 승부해서 더 좋은 신약을 내놓을 수 있을까? 냉정하게 말하면 '계란으로 바위 치기'와 같은 형국이다. 이 거인들은 20년 넘게 이 분야에 몰두했고, 수십조 원의 돈을 쏟아부으며 철옹성 같은 특허 장벽을 쌓아 올렸다.

그렇다면 한국은 그저 구경만 해야 할까? 아니다. 서부 개척 시대에 금을 캐러 간 사람보다 돈을 더 많이 번 건 청바지와 곡괭이를 판 사람이었다. 바로 여기에 K-바이오의 기회가 숨어 있다. 물건을 기가 막히게 잘 만드는 우리의 재주는 세계 최고 수준이기 때문이다.

지금 전 세계는 비만 약이 없어서 난리이다. 노보 노디스크와 일라이 릴리가 아무리 공장을 24시간 돌려도 쏟아지는 주문을 감당할 수가 없다. 이때 그들이 급하게 찾는 곳이 바로 한국이다. 삼성바이오로직스, SK바이오사이언스 같은 한국 기업들은 반도체로 치면 '파운드리(위탁생산)'와 같다. 설계도가 있으면 누구보다 빠르고, 정확하고, 깨끗하게 제품을 만들어준다. 한국 특유의 '빨리빨리' 문화와 꼼꼼한 손기술이 바이오 산업에서는 엄청난 경쟁력이다.

실제로 삼성바이오로직스는 이미 글로벌 제약사들과 조 단위의 계약을 맺고 비만 치료제 생산에 뛰어들었다. 인천 송도에 있

    '암'에서 '살'로, 돈의 흐름이 바뀌다

는 거대한 공장들이 전 세계 비만 환자에게 갈 주사제를 찍어내는 전초기지가 된 셈이다. 우리가 신약을 직접 개발하지 못하더라도, 살 빼는 약이 가져올 엄청난 낙수 효과만으로도 한국 바이오 산업은 또 한 번 도약할 수 있다.

또 다른 기회는 바이오시밀러 시장이다. 명품 가방도 시간이 지나면 디자인 특허가 풀려 비슷하게 만들어 팔 수 있듯이, 약도 일정 기간이 지나면 특허가 만료된다. 삭센다와 위고비의 특허가 풀리는 2020년대 후반부터 2030년대 초반은 한국 기업들이 글로벌 비만 치료제 시장에 본격적으로 도전할 수 있는 전략적 기회 구간이다.

한국은 이미 항체 의약품 복제약 시장에서 세계적인 강자이다. 셀트리온이나 삼성바이오에피스 같은 기업들은 오리지널 약과 효능은 똑같으면서 가격은 훨씬 싼 약을 만드는 데 도가 텄다. 서구권 제품이 비싸서 엄두를 못 내는 아시아, 남미, 중동의 환자에게 한국산 고품질 저가 비만약은 구세주가 될 수 있다. 중국보다 품질은 좋고, 미국보다 가격은 싼 '가성비 전략'이 우리의 무기이다.

그러나 이 시장에 장밋빛 미래만 펼쳐진 것은 아니다. 한국은 지금 양쪽에서 압박받는 샌드위치 신세로 전락할 위험에 놓여 있다. 위로는 기술력과 자본으로 무장한 미국과 유럽의 빅파마가 누르고 있고, 아래로는 "너희의 반값에 만들겠다"라며 치고 올라오는 중국의 저가 공세가 거세다. 이것을 '넛크래커(호두 까는 기계 속에 낀 호두)' 상황이라고 부른다.

특히 중국은 정부가 나서서 돈을 퍼부으며 제약 산업을 키우고 있다. 가격 경쟁만으로는 중국을 이기기는 힘들다. 그래서 한국 기업들은 단순한 복제약이 아니라, 조금 더 편리한 약을 만드는 개량 신약으로 승부해야 한다.

예를 들어 대원제약이나 라파스 같은 곳은 아픈 주사 대신 피부에 붙이면 되는 마이크로니들 패치를 개발하고 있다. 주삿바늘이 무서운 사람에게 '붙이는 비만약'은 혁명과도 같을 것이다.

비만 치료제 전쟁이라는 거대한 영화에서 한국이 당장 주인공(신약 개발자)이 되기는 어렵다. 하지만 주인공을 빛나게 하고, 영화를 완성하는 없어서는 안 될 명품 조연(생산 및 개량 신약)이 될 자격은 충분하다. 반도체가 그랬듯이, 바이오 의약품 생산이 한국의 차세대 수출 엔진이 되어 전 세계인의 건강을 책임지는 날이 머지않았다. 위기 속에 숨겨진 이 기회를 꽉 잡는다면, K-바이오는 비만 치료제 시장의 당당한 승자가 될 수 있을 것이다.

'살 빼는 약'이 열어갈 새로운 10년

2021년, 위고비가 처음 세상에 나왔을 때 사람들의 반응은 명확했다. "부자들을 위한 다이어트 주사가 나왔구먼." 위고비는 그저 할리우드 스타들이 시상식 드레스를 입기 위해 맞는 고가의 미용 제품 정도로 여겨졌다.

하지만 불과 3년 만에 분위기가 완전히 달라졌다. 앞서 이야기한 것처럼, 심장마비를 막고 사망률을 낮춘다는 사실이 증명되면서 비만 치료제는 이제 외모 개선을 위한 선택을 넘어 건강과 생존을 좌우하는 치료 수단으로 자리 잡고 있다. 이것은 마치 1990년대에 고지혈증 약 스타틴이 등장해 인류를 심장병의 공포에서 해방했던 것에 비견할 만한 역사적 사건이다.

가장 큰 변화는 우리의 인식이다. 그동안 우리는 무의식적으로 "살이 찐 건 게으르기 때문이야"라고 생각했다. 하지만 과학은 이제 단호하게 말한다. "비만은 당신의 탓이 아닙니다." 비만은 유전자, 호르몬, 뇌신경, 장내 미생물이 복잡하게 얽힌 만성 질환이다. 고혈압 환자에게 "의지를 갖고 혈압을 낮추라"라고 하지 않듯이, 비만 환자에게도 의학적 도구가 필요하다는 사실을 인류가 드디어 깨닫게 된 것이다.

이 거대한 흐름 속에서 제약 산업의 왕좌도 주인이 바뀌고 있다. 100년 동안 인슐린을 만들며 끈기 있게 기회를 엿보았던 노보 노디스크와 일라이 릴리는 향후 10년 이상 제약 산업을 지배하는 절대 권력이 될 것이다. 두 회사의 시가총액 합계는 이미 1조 달러를 훌쩍 넘겼고, 2030년에는 2조 달러를 바라볼 것이다. 반면, 변화를 읽지 못한 거대 제약사들은 뒤늦게 수조 원을 싸 들고 추격전에 나섰지만, 이미 벌어진 격차를 좁히기는 쉽지 않아 보인다. 동시에 중국과 인도의 제약사들은 저가 공세를 통해 아시아와 남미 시장을 잠식해 들어오고 있다. 바야흐로 제약 산업의 지도가 비만 치료제를 중심으로 다시 그려지고 있는 것이다.

하지만 GLP-1 치료제가 장밋빛 미래만 약속하는 것은 아니다. 우리 앞에는 여전히 해결해야 할 불편한 진실이 놓여 있다.

첫째는 '돈' 문제이다. 미국 기준으로 한 달 약값은 150만 원이 넘는다. 보험이 없으면 서민은 엄두도 못 낼 금액이다. 아이러니하게도 비만은 저소득층에서 더 흔하게 나타나는 질병이다. 정작 약이 가장 필요한 사람들은 돈이 없어 약을 못 구하고, 부유층만 혜택을 누리는 '건강 불평등'이 심화할 수 있다. 결국 약값을 낮추고 보험 적용을 확대하는 것이 사회적 숙제가 될 것이다.

둘째는 '안전성'이다. 이 약을 10년, 20년, 아니 평생 맞았을 때 우리 몸에 어떤 일이 일어날지는 아직 아무도 모른다. 동물 실험에서 나타난 갑상샘암 위험 증가나 급격한 체중 감량에 따른 근육 손실 문제는 계속해서 지켜봐야 할 경고등이다.

셋째는 가장 본질적인 질문, 바로 '요요 현상'이다. 안타깝게도 약을 끊으면 체중은 다시 돌아온다. 연구에 따르면 약을 중단하고 1년이 지나면 뺀 살의 3분의 2가 다시 쪘다. 이는 결국 평생 약을 복용해야 한다는 뜻이다. 고혈압 약처럼 평생 관리해야 하는 것이다. 일부에서는 이를 두고 약이 사람을 의존적으로 만든다며 '목발'에 비유하기도 한다. 하지만 안경을 평생 쓴다고 해서 비난하지 않듯, 비만약 역시 평생 관리가 필요한 질병의 치료제로 받아들여야 한다는 목소리가 높다.

잠시 시계를 1990년대 초반으로 돌려보자. 당시 에이즈 HIV/AIDS는 걸리면 무조건 죽는 천형天刑과도 같았다. 하지만 1996년, 획기적인 칵테일 요법 치료제가 등장하면서 기적이 일어났다. 하룻밤 사이에 에이즈는 사형 선고에서 약만 잘 먹으면 건강하게 살 수 있는 만성질환으로 바뀌었다.

나는 GLP-1 비만 치료제가 21세기의 에이즈 치료제가 될 수 있다고 믿는다. 비만은 당장 사람을 죽이지는 않지만, 당뇨, 심장병, 암, 치매 등 온갖 병의 뿌리가 된다. GLP-1은 이 뿌리를 치료한다. 만약 2040년까지 전 세계 비만 인구의 30%가 이 약으로 체중을 관리한다면 어떻게 될까? 당뇨병 환자가 절반으로 줄고, 심장마비로 응급실에 실려 가는 사람이 사라지며, 치매 환자가 급감하는 세상이 올지도 모른다. 이것은 백신이나 항생제의 발명에 버금가는 의학 혁명이 될 것이다.

먼 훗날, 2035년의 독자가 이 책을 읽는다면 어떤 생각을 할까? 아마 피식 웃음을 터뜨릴지도 모른다. "세상에, 2026년에 살던 사람들은 살을 빼려고 매주 배에 주사를 찔렀다고? 게다가 한 달에 100만 원씩 냈다고? 정말 야만의 시대였구나."

아마도 2035년에는 아침에 영양제처럼 먹는 조그만 알약 하나로 체중을 관리하고 있을 것이다. 손목에 찬 스마트워치가 몸 상태를 실시간으로 분석하고, AI 의사가 "오늘은 컨디션이 좋으니, 약 용량을 조금 줄이세요"라고 조언해 줄지도 모른다. 건강보험이 적용되어 누구나 커피 한 잔 값으로 비만 치료제를 살 수 있는 세상이 올 수도 있다.

그때가 되면 위고비나 젭바운드라는 이름은 우리가 지금 아스피린이나 페니실린을 보듯 의학 교과서의 한 페이지를 장식하는 전설로 남아 있을 것이다. 물론 반대로 예상치 못한 부작용이 발견되어 역사 속으로 사라질 수도 있겠지만, 한 가지만은 확실하다. 비로소 인류가 비만이라는 거대한 적을 상대로 대등하게 싸울 수 있는 무기를 손에 넣었다는 사실 말이다.

연구자로서, 의사로서, 정책가로서, 투자자로서, 그리고 한 명의 환자로서 우리는 이 거대한 변화의 파도 위에 서 있다. 10년 뒤, 우리가 "그때 비만 치료제 혁명 덕분에 인류가 더 건강해졌다"라고 회상할 수 있기를 바란다. 비만 치료제 전쟁은 이제 막 시작되었다. 그리고 승리는 결국 더 건강하고 행복한 삶을 누리게 될 우리 모두의 것이 될 것이다.

2장

면역항암제의 진화

PD-1 시대를 넘어 이중항체 전쟁으로

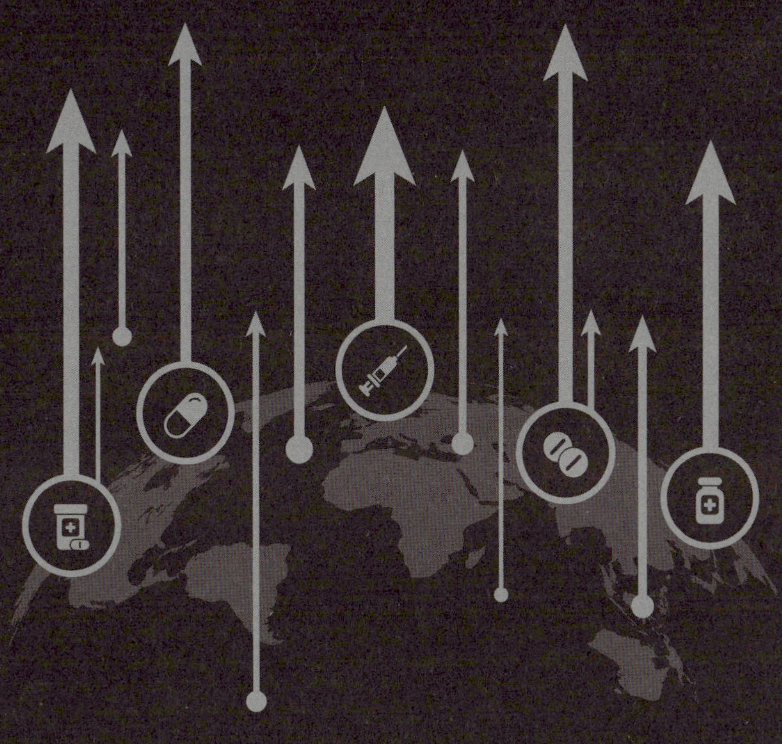

면역항암제, 암 치료의 판을 완전히 뒤집다

2011년 3월, 미국 FDA가 최초의 면역항암제인 여보이Yervoy를 승인했을 때만 해도 의료계의 반응은 그리 뜨겁지 않았다. 대부분의 종양학자는 그저 "시장에 새로운 약이 하나 더 추가되었구나" 정도로 생각했다. 이후 3년이 지난 2014년, 머크의 키트루다가 흑색종 치료제로 처음 승인되었고, 2015년에는 폐암 치료의 패러다임을 바꾸며 의료계에 큰 변화를 불러왔다.

기존 항암제로는 치료할 수 없었던 말기 폐암 환자들의 일부에서는 종양이 거짓말처럼 사라졌고, 더 놀라운 것은 약을 끊은 뒤에도 암이 재발하지 않고 건강한 상태가 유지되는 경우가 나타났다는 점이다. 이는 단순히 생명을 몇 달 연장하는 것에 그쳤던 과거의 항암 치료에서는 상상조차 할 수 없었던, 그야말로 혁명적인 사건이었다.

면역항암제가 등장하기 전, 인류가 암과 싸우는 방식은 크게 두 시대로 나눌 수 있다. 먼저 1세대 화학항암제 시대이다. 1940년대부터 사용된 이 약들은 암세포가 빠르게 분열한다는 점에 착안해 분열하는 모든 세포를 무차별적으로 공격했다. 암세포를 죽였지만, 우리 몸에서 빠르게 자라는 머리카락, 장 점막 같은 정상 세포까지 공격했다. 그 결과, 환자들은 탈모, 구토, 면역력 저하 같은 끔찍한 부작용을 견뎌야 했고, 때로는 암보다 치료 과정이 더 고통스럽기도 했다.

다음은 2000년대에 열린 2세대 표적 치료제 시대였다. 노바티스의 글리벡Gleevec이나 로슈의 아바스틴Avastin처럼 이들은 암세포에만 있는 특정 단백질이나 혈관을 표적으로 삼는 일종의 '스마트 폭탄'이었다. 정상 세포의 피해를 줄였다는 점에서 획기적이었지만, 한계는 분명했다. 암세포가 영리하게 변이를 일으켜 내성을 만들면 약효가 1~2년 만에 사라졌고, 특정 유전자 변이가 있는 환자에게만 쓸 수 있다는 한계가 있었다.

그리고 이제 우리는 3세대 면역항암제 시대를 맞이했다. 이 약은 암세포를 직접 공격하지 않는다. 대신 환자의 면역 체계(T세포)를 깨워 암세포를 공격하게 만든다. 마치 면역세포에 채워져 있던 족쇄를 풀어주어 적(암세포)과 제대로 싸울 수 있게 만드는 전략이다. 우리 몸의 T세포는 본래 암세포를 찾아내 제거할 능력이 있다. 하지만 암세포는 교묘하게도 면역세포 표면에 있는 PD-1이라는 수용체에 자신의 PD-L1을 결합시켜 마치 "나는 정상 세포이니 공격하지 마"라는 거짓 신호를 보낸다.

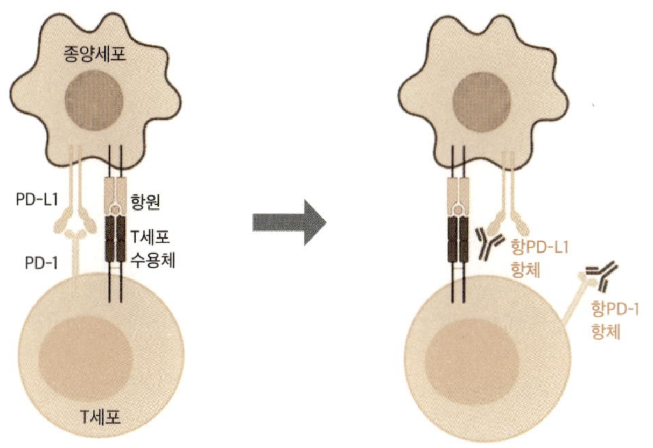

그림2 면역관문 억제제의 작용 기전 암세포가 T세포의 공격을 피하기 위해 사용하는 PD-L1/PD-1 결합 통로를 항체 치료제로 차단함으로써, 억제되었던 T세포의 면역 반응을 다시 활성화해 암세포 사멸을 유도한다. 출처: Emilie Alard, et al. 2020. DOI:10.3390/cancers12071826

이것이 바로 면역세포의 활동을 멈추게 하는 '면역관문immune checkpoint'이다.

키트루다나 옵디보Opdivo 같은 약물은 이 결합을 차단해 거짓 신호를 무력화시킨다. 브레이크가 풀린 T세포는 다시 암세포를 적으로 인식하고 맹렬히 공격하기 시작한다. 이 방식의 가장 큰 강점은 '기억'이다. 한 번 암세포와 싸우는 법을 기억한 면역 체계는 약을 끊은 후에도 오랫동안 암을 억제하며 장기적인 효과를 발휘한다.

키트루다의 성공은 제약 시장의 판도를 뒤흔들었다. 특히 2017년 승인된 조직 불문tissue-agnostic 적응증은 의학계에 충격을 주었다. 암이 폐에 생겼든, 위장에 생겼든 상관없이 특정 유전자 특징(MSI-H 등)만 있다면 이 약을 쓸 수 있게 된 것이다.

암의 '위치'가 아닌 '유전자'를 보고 치료하는 진정한 정밀 의료 시대가 열린 셈이다.

이제 암 치료의 목표는 단순히 병의 진행을 늦추는 것을 넘어섰다. 과거에는 5년 이상 생존이 불가능해 보였던 말기 암 환자들이 10년 넘게 생존하거나 완치에 가까운 상태를 유지하는 사례가 늘고 있다. 부작용 또한 머리카락이 빠지는 식의 독성 반응이 아니라, 면역계가 과하게 활성화되어 생기는 염증 반응(폐렴, 대장염 등)으로 바뀌었으며, 이는 대부분 관리 가능한 수준이다(대부분 조기 발견 시 관리 가능하지만, 일부에서는 치명적인 부작용이 발생하기도 한다).

하지만 면역항암제도 만능열쇠는 아니다. 가장 뼈아픈 한계는 '반응률'이다. 평균적으로 환자 10명 중 2~3명에게만 기적 같은 효과가 나타난다. 나머지 70~80%의 환자들은 약이 듣지 않거나, 잠시 듣다가 내성이 생긴다. 특히 췌장암이나 전립선암처럼 면역세포가 종양 내부로 아예 들어가지 못하는 '차가운 종양cold tumor'에서는 효과가 거의 없다. 여기에 연간 치료비가 2억 원에 육박하는 비싼 가격은 환자 개인뿐만 아니라 국가 건강보험 재정에도 큰 부담이 되고 있다.

이러한 한계를 넘기 위해 제약 업계는 '이중특이항체bispecific antibody' 개발에 사활을 걸고 있다. 이중항체는 말 그대로 두 개의 표적을 동시에 겨냥하는 기술이다. 현재 가장 주목받는 전략은 면역세포의 브레이크를 푸는 것(PD-1 차단)과 동시에, 암세포의 보급로인 혈관 생성을 막는 것(혈관내피성장인자Vascular Endo-

     면역항암제의 진화

thelial Growth Factor, VEGF 차단)을 하나의 약물로 수행하는 것이다.

VEGF를 차단하면 단순히 암을 굶겨 죽이는 것을 넘어, 꼬불꼬불하고 엉성한 종양 혈관을 정상화해 면역세포가 암 조직 깊숙이 침투할 수 있는 길을 열어준다. 즉, 면역세포가 갈 수 없었던 차가운 종양을 '뜨거운 종양'으로 바꿔 치료 효과를 극대화하려는 전략이다. 면역항암제는 분명 암 정복의 역사를 새로 썼지만, 인류는 여기서 멈추지 않고 더 많은 환자를 살리기 위해 이중항체라는 다음 단계로 진화하고 있다.

PD-1/PD-L1 억제제의 전성기: 영광의 시대와 그림자

2018년 10월 1일, 전 세계 의학계의 시선은 스웨덴 카롤린스카 연구소로 쏠렸다. 이날 발표된 노벨 생리의학상의 주인공은 미국의 제임스 앨리슨James Allison 교수와 일본의 혼조 타스쿠 Honjo Tasuku 교수였다. 이들의 수상 이유는 "음성 면역 조절을 억제함으로써 암을 치료하는 새로운 원리를 발견한 공로"였다.

앨리슨 교수는 CTLA-4를, 혼조 교수는 PD-1이라는 단백질을 발견하고, 이들이 우리 몸의 면역세포인 T세포의 활동을 억제하는 브레이크 역할을 한다는 사실을 밝혀냈다. 이 발견은 곧바로 브레이크를 풀면 T세포가 암세포를 공격할 것이라는 아이디어로 이어졌고, 이는 면역항암제 개발의 시초가 되었다. 노벨상 수상은 PD-1/PD-L1 억제제가 단순히 효과 좋은 신약을 넘어 인류가 암과 싸우는 패러다임을 완전히 바꾼 역사적인 혁신임을 공식적으로 인정한 사건이었다. 바야흐로 면역항암제의 전성기가 열린 것이다.

면역항암제 시장은 곧 글로벌 제약사들의 치열한 전쟁터로 변모했다. 머크의 키트루다, BMS의 옵디보, 그리고 로슈의 티쎈트릭Tecentriq이 그 주역이었다. 이들은 서로 다른 전략으로 암 환자의 생존율을 높이기 위해 경쟁했다.

키트루다: 과감한 승부사, 왕좌를 차지하다

후발 주자였던 머크의 키트루다는 가장 공격적이고 영리한 전략을 취했다. 키트루다의 성공에 있어 결정적인 순간은 암 사망 원인 1위이자 시장 규모가 가장 큰 폐암 분야에서 승기를 잡은 것이었다. 머크는 PD-L1 발현율이 50% 이상인 환자를 대상으로 한 임상시험(KEYNOTE-024)에서 화학항암제 대비 압도적인 생존율 개선을 입증하며, 2016년 폐암 1차 치료제로 승인받는 쾌거를 이뤘다.

하지만 진짜 혁명은 2017년에 일어났다. FDA가 키트루다에 대해 조직 불문 적응증을 승인한 것이다. 이는 암이 폐에 생겼든, 위장에 생겼든, 자궁에 생겼든 상관없이 MSI-H(현미부수체 불안정성Microsatellite Instability–High) 또는 dMMR(불일치복구기능결함deficient Mismatch Repair)이라는 특정 유전자 지표만 있다면 키트루다를 쓸 수 있다는 의미였다. 인류 역사상 처음으로 암이 발생한 장기(위치)가 아니라 암의 유전자 특성에 따라 약을 처방할 수 있게 된 것이다. 이후 키트루다는 식도암, 두경부암, 신장암 등으로 영토를 넓히며 2023년 기준 매출 250억 달러를 돌파, 명실상부한 세계 1위 의약품이 되었다.

옵디보: 최초의 자부심과 병용요법 전략

사실 시장에 먼저 나온 것은 BMS의 옵디보였다. 2014년 흑색종 치료제로 가장 먼저 승인받으며 '최초'라는 타이틀을 거머쥐었다. 하지만 폐암 1차 치료제 경쟁에서 뼈아픈 패배를 겪었다. 옵디보는 환자 선별 기준을 너무 넓게 잡은 임상시험(CheckMate-026)에서 화학항암제보다 더 나은 생존율을 증명하지 못했다. 이 한 번의 실패가 키트루다에 왕좌를 내어주는 결정적인 계기가 되었다.

절치부심한 BMS는 '병용요법combination therapy'으로 반격을 시도했다. 자사의 또 다른 면역항암제인 여보이(CTLA-4 억제제)와 옵디보(PD-1 억제제)를 섞어 쓰는 이른바 '쌍끌이 전략'이었다. 두 개의 서로 다른 면역 브레이크를 동시에 푸는 이 전략은 흑색종과 신장암에서 강력한 효과를 발휘하며 표준 치료로 자리 잡았다.

티쎈트릭: 틈새를 파고든 차별화

로슈의 티쎈트릭은 타깃이 조금 다르다. 키트루다와 옵디보가 T세포의 PD-1을 막는다면, 티쎈트릭은 암세포가 내미는 거짓 신호인 PD-L1 자체를 막는다. 로슈는 이 차별점을 이용해 틈새시장을 공략했다. 특히 10년 넘게 새로운 치료제가 없었던 간암 시장에서 표적 치료제인 아바스틴과의 병용요법으로 획기적인 생존율 향상을 증명하며 간암 치료의 새로운 표준을 세웠다. 또한 치료가 매우 까다로운 '삼중음성유방암'에서도 면역항암제 최초로 승인을 받아내며 존재감을 입증했다. 2015년부터 2020년까지, 면역항암제들이 쏟아낸 임상 데이터는 그야말로 기적에 가까웠다. 단순히 수명을 몇 개월 연장하는 수준이 아니었다.

가장 극적인 변화는 폐암에서 일어났다. 말기 비소세포폐암 환자가 기존 화학항암제를 썼을 때 5년 이상 생존할 확률은 17%에 불과했다. 하지만 키트루다를 투여한 환자들은 32%가 5년 넘게 생존했다. 사형 선고나 다름없던 말기 폐암 환자 3명 중 1명이 장기 생존자가 된 것이다. 흑색종에 대한 결과는 더욱 놀라웠다. 옵디보와 여보이를 함께 투여받은 환자(임상시험 등록 기준을 만족하는 집단)의 5년 생존율은 무려 52%에 달했다. 말기 암 환자의 절반 이상이 5년 넘게 생존한다는 것은 과거 항암제 역사에서는 상상조차 할 수 없었던 일이다. 심지어 일부 환자들은 치료를 중단한 후에도 암이 다시 자라지 않는 완치에 가까운 상태를 유지하고 있다.

이 외에도 신장암, 두경부암, 위암, 식도암 등 수많은 암종에서 면역항암제는 기존 치료제의 한계를 뛰어넘는 성적표를 제시하며 암 환자들에게 내일을 꿈꿀 수 있는 시간을 선물했다.

하지만 면역항암제의 가장 큰 숙제는 "누구에게 이 비싼 약을 쓸 것인가?"를 결정하는 일이었다. 모든 환자에게 기적 같은 효과가 나타나는 것은 아니기 때문이다. 의료진은 반응할 환자를 미리 골라내기 위해 '바이오마커biomarker(생체표지자)'를 찾는 데 몰두했다.

가장 대표적인 지표는 'PD-L1 발현율'이다. 암세포가 PD-L1이라는 깃발을 많이 꽂고 있을수록 이를 차단하는 약물의 효과가 좋을 것이라는 논리이다. 하지만 이것은 완벽한 정답이 아니었다. PD-L1 발현율이 1%도 안 되는 '음성' 환자 중에서도 약 10% 정도는 기적적인 반응을 보였기 때문이다. PD-L1 수치만 믿고 치료를 포기하기에는 놓치기 아까운 환자가 너무 많았다. 게다가 제약사마다 PD-L1을 측정하는 시약과 기준이 제각각이라 혼란을 가중시켰다.

또 다른 지표로는 TMB(종양돌연변이부담Tumor Mutational Burden)과 MSI-H가 있다. 암세포 유전자에 돌연변이가 많을수록, 즉 정상 세포와 다르게 생길수록 면역세포가 적을 더 잘 알아보고 공격한다는 원리이다. 실제로 MSI-H를 가진 대장암 환자들은 면역항암제에 40% 이상의 높은 반응률을 보인다. 하지만 불행히도 이런 유전적 특징을 가진 환자는 전체 암 환자의 5% 정도에 불과하다. 결국 아직 우리는 누가 면역항암제에 확실히 반응할지 완벽히 예측할 수 있는 수정구슬을 가지지 못한 셈이다.

면역항암제의 한계는 명확했다. 평균적으로 환자 10명 중 2~3명만이 치료 효과를 본다. 나머지 7~8명은 왜 약이 듣지 않을까? 과학자들은 그 원인을 크게 세 가지로 분석했다.

　첫째, 차가운 종양의 존재이다. 췌장암이나 전립선암 같은 암들은 마치 난공불락의 요새처럼 자신들 주변에 두꺼운 섬유조직 벽을 쌓거나, 비정상적인 혈관을 만들어 면역세포(T세포)가 아예 종양 내부로 진입조차 못하게 막는다. 아군(면역세포)이 적진(암세포)에 들어가지도 못하니 아무리 무기(PD-1 억제제)를 쥐어줘도 싸움 자체가 성립되지 않는 것이다. 둘째, 대체 경로의 활성화이다. 암세포는 생존을 위해 끊임없이 진화한다. PD-1이라는 문을 막아버리면, LAG-3, TIGIT, TIM-3 같은 다른 뒷문(다른 면역관문)을 열어 면역세포를 다시 속이고 무력화시킨다. 셋째, 내성의 발생이다. 이는 처음에 약이 잘 듣다가도 시간이 지나면 암이 다시 자라나는 경우이다. 오랜 전쟁에 지친 면역세포가 탈진exhaustion해 버리거나, 암세포가 자신의 모습을 바꿔 면역세포의 추적을 피하기(항원 소실) 때문으로 추정된다.

　PD-1의 성공에 고무된 제약사들은 제2의 키트루다를 꿈꾸며 새로운 면역관문 억제제 개발에 뛰어들었다. 앞서 언급한 '뒷문'들인 LAG-3, TIGIT 등을 막는 약물들이 개발되었다. 하지만 현실은 냉혹했다. 로슈가 야심 차게 개발했던 TIGIT 억제제 티라고루맙Tiragolumab은 비소세포폐암 임상 3상 시험에서 연거푸 실패하며 업계에 큰 충격을 안겼다. BMS가 개발한 LAG-3 억제제만이 흑색종에서 절반의 성공을 거뒀을 뿐, 다른 암종에서는 뚜렷한 성과를 내지 못했다. 이는 인체 면역계가 생각보다 훨씬 복잡하며, 단순히 브레이크를 하나 더 해제하는 수준으로는 해결될 수 없음을 보여준 값비싼 교훈이었다.

면역항암제는 기존 항암제처럼 머리카락이 빠지거나 구토를 유발하지는 않는다. 하지만 전혀 다른 차원의 부작용을 가져왔다. 고삐 풀린 면역계가 암세포뿐만 아니라 자신의 정상 장기까지 공격하기 시작한 것이다. 피부에 발진이 생기는 가벼운 증상부터 자가면역성 폐렴, 대장염, 간염 등 심각한 염증 반응이 나타날 수 있다. 특히 갑상샘이나 뇌하수체 같은 호르몬 기관이 공격받으면 평생 호르몬 약을 먹어야 하는 영구적인 장애가 남기도 한다. 드물지만 심장 근육에 염증이 생기는 심근염은 환자의 생명을 위협할 수도 있다. 다행히 조기에 발견해 스테로이드 등으로 면역을 억누르면 대부분 관리가 가능하지만, 늘 의료진과 환자 모두가 긴장을 늦출 수 없는 문제이다.

비용 문제 또한 무시할 수 없다. 키트루다나 옵디보의 연간 치료비는 미국 기준으로 약 2억 원(15만~20만 달러)에 달한다. 한국처럼 건강보험 체계를 잘 갖춘 국가라 하더라도, 암 환자의 지속적 증가와 고가 항암제의 확산은 건강보험 재정에 중대한 부담으로 작용한다. 그 결과, '고가 치료제의 급여 범위를 어디까지 설정할 것인가'라는 사회적·윤리적 논쟁이 불가피해지고 있다.

정리하면, PD-1/PD-L1 억제제는 분명 불치병이라 여겨지던 말기 암 환자들에게 생존이라는 기적을 보이며 항암 치료의 역사를 새로 썼다. 하지만 낮은 반응률, 내성의 발생, 제한적인 바이오마커, 그리고 높은 비용이라는 높은 벽에 부딪혀 성장이 정체되고 있다.

이제 제약 업계와 의학계는 깨달았다. 단순히 면역세포의 브레이크를 푸는 것만으로는 충분하지 않다는 것을. 암세포가 숨어 있는 성벽(종양미세환경) 자체를 무너뜨리고, 면역세포가 마음껏 뛰어놀 수 있는 판을 깔아주는 더 강력하고 똑똑한 전략이 필요해졌다. 이것이 이어서 살펴볼 이중항체, 특히 PD-1과 VEGF를 동시에 공략하는 새로운 전략이 탄생하게 된 배경이다.

차세대 전략: PD-1과 VEGF, 두 마리 토끼를 잡는 '이중항체'의 부상

2024년 9월, 미국 샌디에이고에서 열린 세계폐암학회WCLC 현장은 단 하나의 발표로 인해 큰 충격에 휩싸였다. 그 주인공은 중국의 바이오 기업 아케소Akeso가 개발한 '이보네시맙Ivo-nescimab'이었다.

스크린에 띄워진 데이터는 믿기 힘든 수준이었다. 현재 전 세계 폐암 치료의 절대 강자로 군림하고 있는 키트루다와 정면으로 맞붙은 임상 3상 시험(HARMONi-2)에서 이보네시맙이 완벽한 승리를 거둔 것이다.

암이 진행되지 않고 환자가 생존하는 기간인 무진행생존기간Progression-Free Survival, PFS 중앙값이 키트루다는 5.82개월이었던 반면, 이보네시맙은 무려 11.14개월을 기록했다. 키트루다보다 암 진행 위험을 절반 가까이(49%) 낮춘 것이다.

　　　　　　　　　　　　　　　　면역항암제의 진화

이는 항암제 역사상 최초로 신약이 황제(키트루다)와의 일대일 맞대결에서 승리한 사건이자, 전 세계가 지금 사활을 걸고 뛰어든 '이중항체 시대'의 화려한 개막을 알리는 신호탄이었다. 도대체 어떤 마법을 부린 걸까? 비결은 바로 '더하기'였다. 면역세포의 브레이크를 푸는 PD-1 억제 능력과 암세포의 보급로를 차단하는 VEGF 억제 능력을 하나의 약물에 합친 것이다. 이것이 바로 전 세계 제약 업계가 지금 사활을 걸고 뛰어든 이중항체의 화려한 등장이었다.

이 이야기를 이해하려면 먼저 VEGF라는 녀석의 정체부터 다시 봐야 한다. 2004년 승인된 로슈의 아바스틴으로 유명한 VEGF 억제제는 원래 '암세포를 굶겨 죽이자'는 전략에서 시작되었다. 암세포는 폭발적인 성장을 위해 산소와 영양분이 필요하며, 이를 확보하기 위해 VEGF라는 신호 물질을 분비해 자신 쪽으로 새로운 혈관 생성을 유도한다. 따라서 이 신호를 차단하면 혈관이 자라지 않아 암세포가 굶어 죽을 것이라는 논리였다.

하지만 연구가 거듭되면서 과학자들은 놀라운 사실을 알게 된다. VEGF가 단순히 혈관을 끌어오는 역할만 하는 게 아니라, 면역세포가 암세포로 접근하지 못하게 막는 '방어막' 역할도 한다는 것을 눈치챈 것이다.

암세포가 급하게 끌어온 혈관은 부실 공사로 지은 도로와 같다. 구불구불하고 구멍이 숭숭 뚫려 있어 혈액이 제대로 흐르지 않고 줄줄 샌다. 이런 엉망인 도로 사정 때문에 우리 몸의 특수부대인 T세포는 암세포가 있는 본진까지 침투하지 못하고 혈관

밖에서 발만 동동 구르게 된다. 게다가 VEGF는 T세포의 힘을 빼버리는 '나쁜 경찰(면역억제세포)'들을 불러 모으는 역할까지 한다. 즉, VEGF가 많은 종양은 면역세포 입장에서는 접근 불가능한 난공불락의 요새였던 셈이다.

여기서 천재적인 아이디어가 탄생한다. 면역세포의 브레이크를 푸는 약(PD-1 억제제)과 요새의 성벽을 허무는 약(VEGF 억제제)을 합치면 어떨까? 물론 두 가지 약을 각각 주사할 수도 있다(병용요법). 실제로 간암 등에서는 이미 두 약을 따로따로 섞어서 쓰는 방식이 표준 치료로 쓰이고 있다. 하지만 이중항체는 이보다 한 단계 더 진화한 기술이다. 두 개의 약물을 섞는 칵테일이 아니라 아예 하나의 몸통에 두 개의 손(결합 부위)이 달린 단일 분자를 만든 것이다.

이 '양손잡이' 항체는 한 손으로는 T세포를 꽉 잡아 활성화하고(PD-1 차단), 다른 한 손으로는 암세포 주변의 VEGF를 낚아채 무력화시킨다(VEGF 차단). 이 방식이 두 약을 따로 쓰는 것보다 강력한 이유는 '시공간의 일치' 때문이다. 두 약을 따로 쓰면 약물이 몸속에서 퍼지는 속도와 도달하는 시간이 제각각이라 엇박자가 날 수 있다. 하지만 이중항체는 한 몸이기 때문에, 정확히 같은 시간과 같은 장소(종양미세환경)에 도착해 두 가지 작용을 동시에 수행한다. 마치 특수부대(T세포)가 투입되는 바로 그 순간에 성벽(VEGF)을 폭파해 침투 경로를 열어주는 완벽한 합동 작전을 펼치는 것과 같다. 이 전략의 핵심 목표는 명확하다. 바로 차가운 종양을 뜨거운 종양으로 바꾸는 것이다.

앞서서 언급했듯, 면역항암제가 실패하는 가장 큰 이유는 면역세포가 종양 내부로 들어가지 못하기 때문이다. 하지만 이중항체가 투입되어 VEGF를 차단하면, 부실 공사로 엉망이었던 종양 혈관이 튼튼하고 곧게 펴지는 '혈관 정상화vascular normalization'가 일어난다. 꽉 막혀 있던 도로가 뚫리는 것이다.

이렇게 고속도로가 열리면, 그동안 진입하지 못했던 T세포들이 물밀듯이 종양 내부로 쏟아져 들어간다. 게다가 동시에 PD-1 차단 효과로 인해 T세포들의 전투력은 이미 최상으로 올라간 상태다. 결과적으로 면역세포가 없어 차가웠던 종양이, 전투력이 최고조에 달한 T세포들로 북적이는 뜨거운 전장으로 변하게 된다. 이것이 바로 아케소의 임상시험에서 기존 약물이 듣지 않던 환자들까지 반응하게 한 비결이다.

환자로서도 이중항체는 반가운 소식이다. 두 약을 따로 투여해야 했던 기존 방식은 잦은 주사와 복잡한 투여 일정이라는 부담을 환자에게 안겼다. 하지만 이중항체는 한 번의 주사로 두 가지 효과를 모두 얻을 수 있어 치료 과정이 훨씬 단순하다.

물론 우려도 있다. "두 가지 기능을 합치면 부작용도 두 배가 되지 않을까?"라는 걱정이다. 하지만 지금까지의 임상 데이터를 보면, 고혈압이나 단백뇨 같은 VEGF 관련 부작용이 나타나긴 하지만, 두 약을 따로 쓸 때보다 오히려 관리가 수월하거나 비슷한 수준인 것으로 보고되고 있다. 약물이 엉뚱한 곳이 아닌 종양 근처에서만 집중적으로 작용하도록 설계가 정교해지고 있기 때문이다.

PD-1/PD-L1과 VEGF를 결합한 이중항체는 단순히 1 더하기 1이 2가 되는 산술적인 합이 아니다. 면역세포의 공격력을 높이는 '창(PD-1 억제)'과, 적의 방어막을 걷어내고 길을 터주는 '길잡이(VEGF 억제)'가 완벽하게 조화를 이루어 3 혹은 그 이상의 시너지를 내는 전략이다.

기존 면역항암제의 한계에 부딪혀 좌절했던 환자들, 특히 면역세포가 침투하지 못해 치료 효과를 보지 못했던 70%의 환자들에게 이중항체는 닫힌 문을 열어줄 가장 강력하고 현실적인 열쇠로 떠오르고 있다. 이제 글로벌 제약사들은 이 열쇠를 먼저 거머쥐기 위해 총성 없는 전쟁을 벌이고 있다.

왕좌를 지켜라:
글로벌 제약사들의 총성 없는 이중항체 전쟁

2025년, 글로벌 제약·바이오 업계의 시계는 오직 하나의 타깃을 향해 빠르게 돌아가고 있다. 지난 10년이 PD-1 억제제 하나로 수십조 원을 벌어들이는 '단일 약물의 시대'였다면, 이제는 두 가지 기능을 하나로 합친 이중항체가 그 왕좌를 찬탈하려 하고 있다.

특히 PD-(L)1과 VEGF라는 두 개의 축을 동시에 공략하는 이중항체는 시장의 모든 유동성을 빨아들이는 자본의 블랙홀로 떠올랐다. 기존 시장을 장악한 황제들은 왕국을 지키기 위해, 도전자들은 역전을 위해 천문학적인 돈다발을 들고 이 전쟁터로 뛰어들고 있다. 바야흐로 항암제 시장은 거대한 체스판을 넘어 생존을 위한 '머니 게임'의 현장이 되었다.

전쟁의 방아쇠: 로슈의 유산을 훔친 자들(아케소/서밋)

이 전쟁의 기원은 로슈였다. 로슈는 티쎈트릭(PD-L1)과 아바스틴(VEGF)을 병용하는 전략으로 간암 치료에서 의미 있는 성과를 거두며, 면역관문 억제와 혈관 신생 억제를 결합하는 접근이 효과적임을 입증했다. 하지만 로슈가 승자의 여유를 즐기는 사이, 중국의 바이오 기업 아케소와 파트너사 서밋 테라퓨틱스 Summit Therapeutics는 이 정답을 이용해 더 날카로운 칼을 갈았다.

서밋은 두 약물을 따로 쓰는 불편함을 없애고, 하나의 분자로 결합한 이중항체 이보네시맙(PD-1×VEGF)을 내놓았다. 그리고 2024년, 이보네시맙은 임상 현장에서 항암제의 제왕 키트루다와 정면 승부를 벌여 승리하는 파란을 일으켰다. 이 사건은 전 세계 빅파마들에게 명확한 신호를 보냈다. "키트루다를 이길 수 있는 유일한 대안은 PD-1×VEGF 이중항체다."

자본의 블랙홀: BMS와 화이자, 그리고 3SBio

2025년, 이 신호탄은 곧장 대형 딜의 폭발로 이어졌다. 빅파마들은 자체 개발을 건너뛰고 검증된 자산을 사들이기 위해 지갑을 열기 시작했다.

가장 먼저 포문을 연 것은 BMS이다. 이미 옵디보와 여보이로 면역항암제 시장을 개척했던 BMS는 차세대 패권을 놓치지 않기 위해 독일의 바이오엔테크BioNTech와 손을 잡았다. BMS는 바이오엔테크가 보유한 PD-L1×VEGF 이중항체 BNT327(PM8002)의 권리를 확보하기 위해 막대한 선급금을 베팅했다. 이는 단순한 기술 도입이 아니라 가장 확실한 승리 공식인 PD-L1×VEGF 축을 확보해야만 2030년 이후에도 살아남을 수 있다는 절박함의 표현이었다.

이 흐름은 화이자로 이어진다. 코로나 엔데믹 이후 새로운 성장 동력이 절실했던 화이자는 2025년, 중국의 3SBio(선샤인궈젠 Sunshine Guojian)가 보유한 PD-1×VEGF 이중항체 자산에 눈독을 들이며 대형 라이선스 계약의 주인공으로 거론되고 있다. 화이자에게 이 딜은 단순한 파이프라인 확장이 아니다. 항암제 시장의 변방으로 밀려나지 않기 위해 반드시 잡아야 하는 입장권과도 같다.

이제 시장의 공식은 명확해졌다. "PD-(L)1×VEGF 자산이 있는가? 그렇다면 돈은 얼마든지 주겠다."

머크: "적의 무기로 적을 제압한다"

항암제 시장의 절대 권력자 머크 역시 이 흐름을 거스를 수 없었다. 매출의 절반을 책임지는 효자 상품 키트루다의 특허 만료(2028년)가 다가오는 상황에서 경쟁자들이 키트루다보다 뛰어난 데이터를 들고나오는 것은 악몽과도 같았다.

머크의 대응은 냉철했다. "우리를 위협하는 기술이 있다면, 그

                                                면역항암제의 진화

기술을 사버리면 된다.” 머크는 자체 개발 대신 압도적인 현금 보유량을 무기로 쇼핑에 나섰다. 최근 중국의 바이오텍 라노바LaNova로부터 PD-1×VEGF 이중항체 LM-299를 전격 도입한 사례가 이를 뒷받침한다. 이는 경쟁사들이 이중항체로 키트루다를 공격해 오자, 똑같은 무기를 사들여 키트루다의 거대한 유산과 결합하겠다는 맞불 작전이다. 머크는 이중항체라는 새로운 엔진을 장착해 제국의 수명을 강제로 연장하려 하고 있다.

아스트라제네카: “남들과는 다른 길, 독성과의 싸움”

모두가 VEGF와의 결합에 열광할 때, 아스트라제네카AstraZeneca는 조금 다른, 더 험난한 길을 걷고 있다. 이들은 PD-1과 CTLA-4를 동시에 차단하는 이중항체 ‘볼루스토미그Volrustomig’에 승부수를 던졌다.

CTLA-4는 효과는 강력하지만 부작용이 심해 ‘양날의 검’으로 불렸다. 아스트라제네카는 이중항체 기술을 이용해 약물이 암세포 근처에서만 작동하도록 설계하여 부작용을 줄이고 효과를 높이는 ‘황금 비율’을 찾아냈다. 현재 폐암 1차 치료제 시장에서 키트루다와 맞붙는 대규모 임상 3상을 진행 중인 아스트라제네카는 PD-1×VEGF 열풍 속에서도 자신들만의 독자적인 기술로 또 다른 표준을 꿈꾸고 있다.

결국 2025년의 항암제 시장은 ‘PD-(L)1×VEGF’라는 거대한 중력장 안으로 빨려 들어갔다. 로슈가 증명하고, 아케소가 불을 지폈으며, 이제는 BMS, 화이자, 머크 같은 거인들이 천문학적인 돈을 쏟아부으며 참전했다. 누가 더 완벽하게 합치느냐, 그리고 누가 더 빨리 시장을 선점하느냐. 이중항체가 쏘아 올린 공은 이제 되돌릴 수 없는 거대한 전쟁의 서막을 열었다.

반란의 시작: 거인을 위협하는 글로벌 바이오텍의 혁신 전략

2019년 전후, 중국 바이오텍 아케소가 개발한 이중항체 이보네시맙은 초기 임상에서 기존 PD-1 억제제 단독요법을 웃도는 강력한 효능 신호를 보이며 업계의 주목을 받기 시작했다. 당시 자궁경부암을 포함한 여러 고형암에서 PD-1 단독요법의 객관적 반응률이 15~20% 수준에 머물렀던 점을 고려하면, 이러한 결과는 'PD-1 이후'를 논의하게 만든 결정적 계기였다.

그동안 제약업계에서 중국은 서구의 약을 베끼는 '카피캣copy-cat' 혹은 저렴한 복제약을 만드는 공장 정도로 취급받았다. 하지만 이 사건은 판이 바뀌었음을 알리는 신호탄이었다. 이제 혁신은 빅파마의 전유물이 아니다. 무서운 속도와 과감한 투자 그리고 독창적인 기술로 무장한 글로벌 바이오텍들이 이중항체 전쟁의 최전선으로 치고 나오고 있다.

중국 바이오텍의 부상은 단순한 운이 아니다. 정부의 전폭적인 지원, 유학파 인재 그리고 14억 인구라는 거대한 내수 시장

　　　　　　　　　　　　　　　　면역항암제의 진화

이 만들어낸 필연적인 결과이다.

아케소: 황제를 꺾은 다윗

아케소는 중국 바이오텍의 상징과도 같은 기업이다. 이들은 자체 개발한 '테트라바디Tetrabody'라는 독자적인 이중항체 플랫폼 기술을 보유하고 있다. 이 기술로 탄생한 이보네시맙은 PD-1과 VEGF를 동시에 공략하는 세계 최초의 이중항체로 이름을 알렸다.

아케소의 기술력은 글로벌 시장에서도 통했다. 2022년, 아케소는 미국의 바이오텍 서밋 테라퓨틱스와 파트너십을 맺고 이보네시맙의 북미·유럽 판권을 넘겼다. 계약 규모만 최대 50억 달러(약 6조 5000억 원)로 중국 바이오텍 역사상 최대 규모의 기술 이전이었다. 이는 '중국 약은 믿을 수 없다'는 편견을 실력으로 깨부순 사건이었다. 그리고 2년 뒤인 2024년, 이보네시맙은 키트루다를 꺾는 기염을 토하며 그 가치를 스스로 증명해 냈다.

준시와 헝루이: 물량 공세와 글로벌 진출

아케소뿐만이 아니다. 준시 바이오사이언스Junshi Bioscience는 중국 최초의 PD-1 억제제인 토리팔리맙Toripalimab을 개발한 기업이다. 이들은 2023년 중국 항암제 역사상 처음으로 미국 FDA 승인이라는 관문을 뚫어냈다. 중국 시장을 넘어 세계에서 가장 까다롭다는 미국 시장에 깃발을 꽂은 것이다. 중국 최대 제약사인 헝루이제약Hengrui Pharma은 막강한 자금력과 생산 능력을 바탕으로 이중항체 개발에 뛰어들었다. 이들은 중국 전역에 깔린 임상 네트워크를 활용해 엄청난 속도로 환자를 모집하고 데이터를 쏟아낸다. 서구 기업들이 환자 100명을 모으는 데 1년이 걸린다면, 이들은 몇 달이면 해치운다.

중국 기업들이 이렇게 빠를 수 있는 이유는 명확하다. 미국 FDA나 글로벌 빅파마에서 훈련받은 수천 명의 과학자가 중국으로 돌아와 창업을 주도했다(속칭 '바다거북'이라 불리는 인재들). 여기에 정부는 막대한 보조금을 쏟아부었고, 규제 당국은 신약 승인 절차를 대폭 간소화했다. 무엇보다 임상시험에 참여할 환자가 넘쳐난다. 비용은 서구의 3분의 1 수준인데, 속도는 두 배 빠르니, 데이터가 쌓이는 속도가 다를 수밖에 없다.

물론 한계도 있다. 지식재산권 분쟁이나 임상 데이터의 품질 관리 문제는 여전히 글로벌 진출의 걸림돌이다. 하지만 이들이 더 이상 짝퉁을 만드는 곳이 아니라 위협적인 경쟁자라는 사실은 누구도 부인할 수 없게 되었다.

이렇게 중국이 속도와 규모로 밀어붙인다면, 미국과 유럽의 바이오텍들은 깊이와 기술로 승부한다. 이들은 약 하나를 끝까지 개발해서 파는 위험한 도박 대신, 약을 찍어낼 수 있는 원천 기술, 즉 '플랫폼platform'을 파는 영리한 전략을 택했다.

젠맙: "우리는 더 이상 하청업체가 아니다"

덴마크의 젠맙Genmab은 '항체 공학의 인텔'로 불린다. 이들의 필살기는 듀오바디DuoBody 플랫폼이다. 서로 다른 두 개의 항

　　　　　　　　　　　　　　　　　　면역항암제의 진화

체를 실험실에서 반씩 쪼개 다시 붙이는 이 기술은 생산 수율이 높고 안정적이어서 글로벌 표준으로 자리 잡았다. 얀센의 비소세포폐암 치료제 '리브반트Rybrevan'를 포함해 수많은 블록버스터가 이 기술로 탄생했다.

하지만 이제 젠맙은 로열티를 받는 부품 회사에 만족하지 않는다. 막대한 현금 창출력을 바탕으로, 최근에는 애브비AbbVie 등과 대등한 위치에서 수익을 절반씩 나누는 공동 사업화 계약을 맺고, 직접 영업망을 구축해 자체 신약(티브닥Tivdak 등)을 판매하기 시작했다. 기술력이 쌓이면 자본을 이기고, 결국 하청업체가 원청업체를 위협하는 바이오텍의 진화를 가장 잘 보여주는 사례다.

자임웍스와 매크로제닉스

후발주자인 캐나다의 자임웍스Zymeworks(아지메트릭Azymetric 플랫폼)나 미국의 매크로제닉스MacroGenics(다트DART 플랫폼)는 젠맙의 초기 모델을 따르고 있다. 천문학적인 비용이 드는 임상 3상을 혼자 감당하는 죽음의 계곡을 건너기보다 초기 단계에서 기술력을 입증하고 재즈Jazz나 베이진BeiGene(현 비원BeOne) 같은 파트너에게 판권을 넘겨 생존 자금을 확보하는 실리적 생존 전략을 택했다.

이뮨온시아와 K-바이오의 전략

그렇다면 우리나라는 어디쯤 와 있을까? 한국의 바이오텍들은 거대 자본을 앞세운 빅파마와 물량 공세를 펼치는 중국 기업들 사이에서 독자적인 생존 방정식을 써 내려가고 있다. 바이오 인재를 바탕으로 한 기술력은 세계적 수준이지만, 막대한 임상 비용과 인프라를 감당할 기초 체력이 부족한 현실을 직시하고 영리한 전략을 택하고 있다.

최근 업계의 높은 관심을 받는 이뮨온시아ImmunOncia는 이러한 한국형 생존 전략을 증명하는 대표적인 사례이다. 유한양행의 자회사로 출발한 이뮨온시아는 무모한 정면 승부 대신 철저한 기술 차별화와 틈새시장 공략에 집중하고 있다.

이들의 핵심 전략 중 하나는 조기 기술 이전이다. 차세대 면역항암 타깃인 CD47을 공략하는 이중항체 후보 물질(IMC-201 등)을 개발하여, 임상 초기 단계에서 글로벌 파트너에게 기술을 이전하고 개발 자금을 확보하는 선순환 구조를 만들고 있다. 이는 끝까지 독자 개발하는 위험을 피하면서도 기술의 가치를 조기에 인정받는 실리적인 접근이다.

또 다른 전략은 틈새시장niche market 공략이다. 자체 개발한 PD-L1 억제제 IMC-001의 경우, 이미 레드오션이 된 폐암이나 위암 시장 대신, 마땅한 치료제가 없는 희귀암인 NK/T세포 림프종 치료제로 개발 방향을 잡았고, 최근 임상 2상에서 뛰어난 치료 효과를 입증하며, 글로벌 빅파마들이 놓친 의료 사각지대에서 확실한 경쟁력을 보여주고 있다.

이처럼 한국의 바이오텍들은 비록 체급은 작지만, 자신들이 가장 잘할 수 있는 분야에 집중하는 '스마트한 추격자'로서 글

　　　　　　　　　　　　　　　面역항암제의 진화

로벌 무대에서 존재감을 키워가고 있다. 하지만 냉정하게 말해 이중항체 분야에서 한국은 아직 추격자일 뿐이다.

한국 바이오텍의 가장 큰 강점은 사람이다. 미국 유수의 대학과 연구소에서 실력을 쌓은 인재들이 많아 R&D 역량은 세계적 수준이다. 실제로 에이비엘바이오ABL Bio 같은 기업들은 독자적인 이중항체 플랫폼을 개발해 글로벌 제약사에 조 단위 기술 이전을 성공시키기도 했다.

하지만 문제는 기초 체력이 부족하다는 점이다. 첫째, 돈이 없다. 신약 하나를 만드는 데 10년, 1조 원이 드는데, 한국의 벤처 캐피털 시장 규모로는 감당하기 버거운 액수이다. 임상 1, 2상까지는 어떻게든 가지만, 수천억 원이 드는 3상을 독자적으로 진행할 자본이 턱없이 부족하다. 둘째, 환자가 부족하다. 중국처럼 환자를 쓸어 담을 수도 없고, 미국처럼 다양한 인종의 데이터를 모으기도 어렵다. 글로벌 임상을 하려면 해외로 나가야 하는데, 경험과 네트워크가 부족해 비용이 눈덩이처럼 불어난다.

그렇다고 포기해야 할까? 앞서서 설명한 이뮨온시아와 같이 한국 기업들은 선택과 집중으로 돌파구를 찾고 있다. 첫째, 초기 기술 이전 전략이다. 젠맙처럼 플랫폼 기술이나 초기 후보 물질을 개발해, 임상 1상이나 2상 단계에서 빅파마에게 비싼 값에 파는 것이다. 개발의 위험은 줄이고, 확보한 자금으로 다시 연구에 투자하는 선순환 구조를 만드는 것이 가장 현실적인 생존법이다. 둘째, 생산 연계 전략이다. 한국이 세계 1등인 바이오 의약품 생산 능력을 지렛대로 삼는 것이다. 글로벌 바이오텍의 약을 대신 만들어주면서 기술 제휴를 맺거나 공동 개발에 참여하는 방식이다. 셋째, 틈새시장 공략이다. 남들이 다 하는 PD-1×VEGF 말고 아직 경쟁이 덜 치열한 새로운 조합이나 특정 희귀암을 타깃으로 하는 이중항체를 개발해 '계열 내 최고 약물Best-in-Class'을 노리는 것이다.

지금 이중항체 시장은 골리앗(글로벌 빅파마)과 다윗(바이오텍)들이 뒤엉켜 싸우는 춘추전국시대이다. 중국의 바이오텍들은 속도라는 무기로 골리앗을 위협하고 있고, 서구의 바이오텍들은 기술이라는 방패로 자신의 영역을 지키고 있다. 한국의 바이오텍들 또한 비록 체급은 작지만, 영리한 전략으로 기회를 엿보고 있다.

분명한 것은, 이 혁신의 경쟁 덕분에 암 치료제 개발 속도가 그 어느 때보다 빨라지고 있다는 사실이다. 10년 전만 해도 상상만 했던 기술들이 이제 현실이 되어 환자들 곁으로 다가오고 있다.

이중항체는 단순한 업그레이드가 아닌 게임 체인저

백 마디 말보다 강력한 것은 데이터이다. 이중항체가 왜 '게임 체인저'인지 보여주는 결정적인 증거가 있다. 바로 아케소가 진행한 HARMONi-2 임상 3상 결과이다. 이 연구는 PD-L1 양성인 비소세포폐암 환자를 대상으로, 기존 표준 치료제인 키트루

 면역항암제의 진화

다와 신약인 이보네시맙의 효과를 직접 비교했다. 결과는 충격적이었다.

- PFS 중앙값: 11.14개월. 키트루다 투여군은 5.82개월로 이보네시맙 투여군이 2배 가까이 길었다.
- 위험비Hazard Ratio: 0.51. 이보네시맙이 키트루다에 비해 질병 진행이나 사망 위험을 49%나 감소시켰다는 뜻이다.

연구 발표에 참석한 한 참가자가 질문을 던졌다. "혹시 특정 환자에게만 효과가 좋았던 것 아닙니까?" 하지만 결과는 명확했다. PD-L1 발현율이 낮은 환자(1~49%)와 높은 환자(50% 이상), 편평상피세포암과 비편평상피세포암 등 모든 하위 그룹에서 이보네시맙이 키트루다보다 우월한 성적을 거뒀다. 이는 이중항체 기술이 단순히 기존 약의 효능을 조금 개선한 수준이 아니라, 치료의 패러다임 자체를 바꾸고 있음을 증명하는 역사적인 데이터이다.

지금까지 의사들은 더 좋은 효과를 내기 위해 두 가지 약을 섞어 쓰는 병용요법을 주로 사용했다. 로슈의 '티쎈트릭-아바스틴(간암)'이나 머크의 '키트루다-렌바티닙Lenvatinib(신장암)'이 대표적이다. 이론적으로는 훌륭하다. 하나보다는 둘이 강하니까. 하지만 우리 몸속에서는 예상치 못한 불협화음이 발생하곤 한다.

이를 '약물 상호작용drug interaction'이라고 한다. 두 약물을 따로 투여하면 각 약물이 몸속에서 흡수되고, 분해되고, 배설되는 속도가 제각각이다. 이 과정에서 한 약물이 다른 약물의 작용을 방해하거나, 엉뚱한 부작용을 증폭시킬 위험이 늘 존재한다. 특히 면역을 활성화하는 약(PD-1)과 혈관을 조절하는 약(VEGF)이 만나면, 이 복잡한 생체 반응이 서로 얽히면서 간이나 신장에 무리를 줄 수 있고, 독성이 겹쳐서 나타날 수도 있다.

이중항체는 이 문제를 근본적으로 해결한다. 두 가지 기능이 하나의 분자 안에 통합되어 있기 때문이다. 약물이 몸속에서 움직이는 경로(약동학)가 하나로 통일되어 있어 두 약물 간의 충돌을 걱정할 필요가 없다. 이는 의료진에게 치료 결과를 더 명확하게 예측할 수 있게 해주며, 환자에게는 불필요한 부작용 위험을 줄여주는 결정적인 장점이 된다. 실제로 이보네시맙의 임상 데이터에서 심각한 부작용 발생률은 기존 병용요법보다 낮거나 비슷한 수준으로 관리되는 것으로 나타났다.

암 환자의 일상은 고단하다. 병마와 싸우는 것도 힘든데, 복잡한 치료 스케줄은 환자의 삶을 더 옥죄어 온다. 기존 병용요법인 '키트루다-렌바티닙'을 예로 들어보자. 환자는 매일 시간을 맞춰 렌바티닙이라는 알약을 챙겨 먹어야 한다. 그리고 3주마다 병원에 가서 키트루다 정맥 주사를 맞아야 한다. 알약 때문에 설사나 고혈압이 생기면 용량을 줄였다 늘렸다 하며 씨름해야 한다. '티쎈트릭-아바스틴' 조합도 마찬가지이다. 두 가지 주사를 맞아야 하니 약을 준비하고 투여하는 데만 2~3시간이 훌쩍 지나간다.

이중항체는 이 모든 과정을 단순화시킨다. "2주에 한 번, 주

   면역항암제의 진화

사 한 방." 약물 준비 시간은 절반으로 줄고, 주사를 맞는 시간도 1시간 내외로 단축된다. 환자는 병원에 머무는 시간이 줄어들어 일상으로 더 빨리 복귀할 수 있고, 매일 약을 챙겨 먹어야 하는 스트레스에서 해방된다. 주사를 두 번 찔리지 않아도 되니 고통도 덜하다.

의료진으로서도 혁신이다. 약사가 두 가지 약을 짓고, 간호사가 두 번 주사하고, 두 가지 약의 부작용을 따로 모니터링해야 했던 업무가 획기적으로 줄어든다. 이는 바쁜 암 센터의 효율성을 높여 더 많은 환자를 돌볼 수 있게 만든다. 무엇보다 복잡한 스케줄 때문에 치료를 포기하거나 약을 빼 먹는 일이 줄어들어 치료 순응도가 높아지고, 결국 더 좋은 치료 결과로 이어진다.

이중항체가 보여주는 가장 극적인 차별점은 바로 작용 기전의 완벽한 타이밍이다. PD-1 억제제의 가장 큰 적은 면역세포의 진입을 막는 비정상적인 혈관과 면역 억제 환경이다. VEGF를 차단하면 꼬불꼬불하던 종양 혈관이 펴지면서 혈관 정상화가 일어난다. 이때가 바로 면역세포가 종양 내부로 침투할 절호의 기회, 이른바 '정상화의 창Normalization Window'이다.

문제는 이 창이 열리는 시간이 길지 않다는 점이다. 병용요법으로 두 약을 따로 쓰면, 혈관이 정상화되는 타이밍과 면역세포가 활성화되는 타이밍이 엇갈릴 수 있다. 문은 열렸는데 군대가 아직 도착하지 않았거나, 군대는 왔는데 문이 열리지 않은 상황이 생길 수 있는 것이다.

하지만 이중항체는 하나의 몸통으로 움직인다. 약물이 종양에

도착하는 그 순간, VEGF를 차단해 길을 열고 PD-1을 차단해 면역세포를 깨운다. 정확히 같은 시간, 같은 장소(종양미세환경)에서 두 가지 작용이 폭발적인 시너지를 일으키는 것이다. 이 시공간적 동기화 덕분에, 기존에는 면역세포가 얼씬도 못 했던 차가운 종양 깊숙이 T세포가 침투하게 되고, 이것이 바로 PD-L1 발현율이 낮은 환자들까지 치료 효과를 보게 만드는 비결이다. 아케소의 자궁경부암 임상에서 PD-L1 음성 환자임에도 40%가 넘는 반응률을 기록한 것은 이 이론이 현실에서 입증되고 있음을 보여준다.

아무리 좋은 약도 환자가 감당할 수 없을 만큼 비싸면 무용지물이다. 현재 면역항암제 병용요법의 연간 치료비는 2억~3억 원을 호가한다. 이중항체는 경제성 면에서도 강력한 무기를 가진다. 제조 공정이 안정화되면, 두 개의 항체를 따로 만들어 포장하고 유통하는 것보다 하나의 약물을 만드는 것이 생산 단가 측면에서 유리할 수 있다.

이는 곧 가격 경쟁력으로 이어진다. 예를 들어 A약(1.5억 원)과 B약(1억 원)을 섞어 쓰는 비용이 2.5억 원이라면, 이중항체는 2억 원 정도로 가격을 책정할 수 있다. 환자와 보험사 입장에서는 효과는 더 좋거나 비슷한데 가격이 더 저렴한 셈이니 이중항체를 선택하지 않을 이유가 없다. 특히 중국에서 승인된 이보네시맙은 서구 약물 대비 훨씬 합리적인 가격으로 공급되면서 시장을 빠르게 장악하고 있다.

미래에 닥쳐올 바이오시밀러의 공습에도 이중항체는 유리하

　　　　　　　　　　　　　　　　면역항암제의 진화

다. 2028년 키트루다 특허가 만료되어 값싼 복제약이 쏟아져 나
오면, 비싼 오리지널 PD-1 억제제들은 설 자리를 잃게 된다.
이때 제약사들은 "저렴한 1세대 약을 쓰시겠습니까, 아니면 조
금 더 비싸지만 확실히 더 강력한 2세대 이중항체를 쓰시겠습
니까?"라는 전략을 취할 수 있다. 즉, 이중항체는 단순한 신약을
넘어 제약사들의 미래 수익을 지켜줄 프리미엄 제품으로서의
가치도 지니고 있다.

현재까지 공개된 임상 데이터를 비교해 보면 이중항체의 우
수성은 더욱 명확해진다.

- **자궁경부암**: 기존 PD-1 단독요법의 반응률은 15~20% 수준이다.
반면 이보네시맙 단독요법은 52.2%이다. 무려 2.5배가 넘는 차이
이다. 특히 PD-L1 음성 환자에서도 40% 이상의 반응을 보였다는
점은 바이오마커의 한계를 기술로 극복했음을 의미한다.
- **비소세포폐암**: 기존 면역항암제와 화학항암제 병용의 반응률은
50~60% 선이다. 하지만 이보네시맙과 화학항암제를 섞었을 때는
78.6%, 로슈의 이중항체(RG6268)를 썼을 때는 70% 이상의 반응
률이 보고되었다. 10~20%포인트의 차이는 암 환자의 생존 기간
을 수개월에서 수년까지 늘릴 수 있는 엄청난 격차이다.

물론 아직 넘어야 할 산은 있다. 이러한 비교 중 일부는 여전
히 과거의 데이터와 견주어본 것(역사적 대조)에 기반한다. 다
만 비소세포폐암 단독요법 영역에서는 2024년 WCLC에서 키

트루다와의 직접 비교head-to-head 3상 결과가 처음으로 공개되며 이중항체의 임상적 우월성이 실제 데이터로 입증되기 시작했다. 병용요법을 포함한 더 광범위한 비교의 최종 성적표는 2024~2026년 사이에 순차적으로 제시될 것이다.

정리하자면, 이중항체는 기존 PD-1/PD-L1 단독제나 병용요법과 비교해 모든 면에서 진화했다. 효능 면에서는 두 가지 기전의 완벽한 시너지로 반응률을 획기적으로 높였고, 안전성 면에서는 약물 간 충돌을 없애 부작용을 관리 가능한 수준으로 묶었으며, 편의성 면에서는 환자의 치료 부담을 덜어주었다. 여기에 경제성까지 갖춰 보험 급여 등재에도 유리한 고지를 점하고 있다. 이것이 바로 전 세계가 이중항체에 열광하는 이유이다. 단순히 약효가 조금 더 좋은 약이 아니라, 암 치료의 효율성과 접근성을 송두리째 바꿀 수 있는 잠재력을 가졌기 때문이다.

넥스트 프런티어:
'암과의 전면전', 융합 치료의 시대가 온다

세계 최고의 암 센터 중 하나인 미국 텍사스 MD앤더슨암센터의 미래 풍경을 상상해 보자. 그곳에서는 마치 SF 영화에서나 볼 법한 임상시험이 진행되고 있다. 췌장암 환자를 대상으로 한 이 프로젝트는 단 하나의 약물을 테스트하는 것이 아니다. 환자들은 먼저 자신의 유전자에 맞춰 제작된 개인 맞춤형 백신을

면역항암제의 진화

맞는다. 이어 면역세포의 진입로를 열어줄 PD-1×VEGF 이중 항체가 투여되고, 동시에 유전자를 조작해 타격력을 극대화한 CAR-T 세포 치료제까지 주입된다. 여기에 암세포의 방어막을 허무는 TGF-β 억제제까지 더해지는, 그야말로 '꿈의 칵테일 치료'다.

미래의 한 종양학자는 이 광경을 보고 이렇게 말할지도 모른다. "10년 전만 해도 상상조차 할 수 없었던 일입니다. 이제 우리는 저격수(백신), 공병대(이중항체), 특수부대(CAR-T)를 총동원해 암과 전면전을 벌이고 있습니다." 이것이 바로 전문가들이 예견하는 면역항암 치료의 미래 '융합 치료convergence therapy'의 시대다. PD-1 억제제나 이중항체라는 강력한 무기 하나에 의존하는 시대를 지나 다양한 최첨단 무기들을 전략적으로 조합해 암의 모든 방어선을 무너뜨리는 것이다.

CAR-T의 딜레마: 혈액암의 기적, 고형암의 좌절

2017년 등장한 키메라항원수용체T세포Chimeric Antigen Receptor T-cell, CAR-T 치료제는 '기적'이라 불렸다. 환자의 몸에서 꺼낸 T세포를 유전자 조작해 암세포 탐지 능력을 슈퍼히어로급으로 업그레이드한 뒤 다시 넣어주는 방식이다. 백혈병 같은 혈액암에서는 말기 환자의 80%가 관해되는(암세포가 사라지는) 놀라운 성과를 냈다.

하지만 덩어리를 이루는 고형암(폐암, 간암 등) 앞에서는 맥을 추지 못했다. 혈액암은 암세포가 둥둥 떠다녀서 찾기 쉽지만, 고형암은 단단한 성벽(세포외기질)과 해자(비정상 혈관)로 둘러싸여 있어 CAR-T 세포가 침투하기 어렵기 때문이다. 어렵게 들어간 다 해도 종양 내부의 독성 환경 때문에 금방 지쳐서 죽어버리기 일쑤였다.

과학자들은 여기서 '콜라보레이션'을 떠올렸다. CAR-T(특수 부대)가 성벽을 넘을 때, PD-1 억제제(지원군)가 적의 방해 공작(면역관문)을 막아준다면 어떨까? 실제로 동물 실험 결과, 두 치료제를 함께 썼을 때 CAR-T가 훨씬 오래 살아남아 암세포를 공격한다는 사실이 확인되었다. 여기서 한발 더 나아가, 아예 '무장한 트럭(강화형 CAR-T)' 같은 차세대 세포 치료제도 개발되고 있다. T세포 자체가 PD-1 억제 성분을 뿜어내도록 유전자를 조작한 것이다. 이렇게 되면 비싼 주사를 따로 맞을 필요 없이, T세포가 스스로 방어막을 치며 적진 깊숙이 들어갈 수 있다. 현재 유전자가위 기술로 PD-1 유전자를 아예 잘라버린 슈퍼 T세포들이 임상시험에서 고형암 정복을 노리고 있다.

"나쁜 흙에서는 잡초도 못 자란다": 종양미세환경 타격

암 덩어리를 자세히 들여다보면 암세포만 있는 게 아니다. 혈관, 섬유아세포, 면역세포 등이 뒤엉켜 하나의 생태계를 이루고 있는데, 이를 '종양미세환경Tumor Microenvironment, TME'이라고 한다. 문제는 이 환경이 철저하게 암세포의 편이라는 점이다.

이 생태계에는 '배신자'들이 있다. 대표적으로 암관련섬유아세포Cancer-Associated Fibroblasts, CAF가 있다. 원래 상처를 치유하던

     면역항암제의 진화

세포들이 암세포에 속아 넘어가 암세포 주변에 콘크리트처럼 단단한 벽을 쌓아 암을 보호한다. 항암제나 면역세포가 침투하지 못하는 이유가 바로 이 벽 때문이다. 또 다른 배신자는 대식세포와 골수유래억제세포이다. 우리 몸의 경찰 역할을 해야 할 이들이 암세포가 뿌리는 뇌물에 매수되어 오히려 암세포를 공격하러 온 T세포를 체포하고 억압한다.

차세대 치료제들은 이 배신자들을 겨냥한다. CAF가 만드는 단단한 벽을 녹이는 효소제를 투여하거나, 대식세포가 정신을 차리도록 만드는 약물(CSF-1R 억제제, CD47 차단제)을 쓴다. 특히 "나를 먹지 마"라는 신호를 보내는 CD47을 차단하면, 대식세포가 다시 암세포를 잡아먹기 시작한다.

가장 주목받는 타깃은 TGF-β라는 물질이다. 이는 종양미세환경을 총괄하는 '보스'급 악당으로 면역세포를 무력화하고 섬유화 벽을 만드는 주범이다. 로슈나 릴리 같은 제약사들은 TGF-β를 차단해 척박한 땅을 비옥하게 바꾸는 연구에 집중하고 있다. 환경이 바뀌면 PD-1 억제제 같은 기존 약물도 훨씬 잘 듣게 되기 때문이다.

"나만의 암, 나만의 백신": 개인 맞춤형 신생항원 백신

우리가 흔히 아는 백신은 병에 걸리기 전에 맞는 예방주사이다. 하지만 지금 개발되는 암 백신은 이미 암에 걸린 환자를 위한 '치료용 백신'이다.

모든 사람의 지문이 다르듯, 모든 암 환자의 유전자 돌연변이도 다르다. A 환자의 폐암과 B 환자의 폐암은 겉보기엔 같아도 유전적으로는 완전히 다르다. 암세포가 가진 독특한 돌연변이 단백질, 이것을 '신생항원neoantigen'이라고 부른다. 정상 세포에는 없고 오직 그 환자의 암세포에만 있는 표적이다.

코로나19 팬데믹을 거치며 우리에게 익숙해진 mRNA 기술이 여기서 빛을 발한다. 과정은 이렇다. 환자의 암 조직을 떼어내 유전자를 분석(시퀀싱)한다. AI가 수많은 돌연변이 중 면역세포가 가장 잘 공격할 만한 최적의 표적 10~20개를 찾아낸다. 이 정보를 담은 mRNA 백신을 만들어 환자에게 주사한다.

백신이 들어가면 우리 몸의 면역 체계는 이 특정 돌연변이를 '적'으로 인식하고 이를 공격할 수 있는 정예 요원(T세포)을 대량 생산한다. 이렇게 훈련된 T세포들은 정상 세포는 건드리지 않고, 오직 암세포만 골라 정밀 타격한다. 모더나와 머크가 공동 개발 중인 흑색종 백신은 키트루다와 병용했을 때 재발 위험을 44%나 낮추는 놀라운 결과를 보였다. 바야흐로 "내 암에 딱 맞춘, 세상에 단 하나뿐인 약"을 만드는 시대가 온 것이다.

물론 한계는 있다. 환자 한 명 한 명을 분석해서 만들어야 하니 시간(2~3개월)이 오래 걸리고, 비용이 수억 원에 달한다. 하지만 기술 발전 속도를 볼 때, 머지않아 암 치료의 필수 옵션이 될 가능성이 크다.

"투명 망토를 벗겨라": 후성유전학의 마법

마지막 프런티어는 유전자의 스위치를 켜고 끄는 '후성유

　　　　　　　　　　　　　　　　면역항암제의 진화

전학Epigenetics'이다. 암세포는 생존을 위해 유전자의 하드웨어(DNA 서열)를 바꾸기도 하지만, 소프트웨어(후성유전)를 해킹하기도 한다. 암세포는 후성유전학적 스위치를 조작해 자신의 정체를 숨긴다. 면역세포에게 "나 여기 있어"라고 알리는 신호(항원 제시)를 꺼버리거나 면역 억제 신호를 켜버리는 식이다. 일종의 '투명 망토'를 쓰는 셈이다.

과학자들은 이 소프트웨어를 '리셋'하는 약물(후성유전학 조절제)을 개발했다. 이 약을 쓰면 암세포가 억지로 꺼놨던 신호들이 다시 켜진다. 흥미로운 점은 이 과정에서 우리 유전자 속에 잠들어 있던 '고대 바이러스의 흔적(내인성 레트로바이러스)'이 깨어난다는 것이다. 암세포 내부에서 갑자기 바이러스 신호가 잡히면, 우리 몸은 "어? 바이러스다!"라고 착각하고 비상경보를 울린다(인터페론 반응). 이 경보를 듣고 면역세포들이 떼로 몰려들게 된다. 즉, 숨어 있던 암세포의 투명 망토를 벗기고, "여기 적이 있다!"라고 조명탄을 쏘아 올리는 전략이다. 이렇게 암세포를 눈에 띄게 만든 뒤 면역항암제를 투여하면 치료 효과가 훨씬 높아진다. 현재 폐암과 난소암 등에서 임상시험이 활발히 진행 중이다.

지금까지 살펴본 기술들은 각각도 훌륭하지만, 뭉쳤을 때 더 강력하다. 이중항체로 길을 열고, 백신으로 표적을 지정해 주고, 세포 치료제로 타격하고, 미세환경 조절제로 전장을 유리하게 바꾸는 것. 이 거대한 '팀플레이'가 바로 면역항암 치료가 나아가는 방향이다. 물론 이 모든 걸 한 번에 다 쓰기에는 비용과 부작용 문제가 만만치 않다. 그래서 AI와 빅데이터를 이용해 "이 환자에게는 A와 B 조합이 최고"라는 것을 찾아내는 정밀 의료가 그 어느 때보다 중요해지고 있다. 우리는 지금 암을 불치병에서 '관리 가능한 질환'으로 바꾸는 거대한 역사적 변곡점을 지나고 있다.

전망과 시사점: 면역항암제의 미래, 그리고 남겨진 과제

2024년 9월, 전 세계 암 전문가들이 집결한 미국 샌디에이고 WCLC의 프레지덴셜 심포지엄 현장. 거대한 스크린에 하나의 그래프가 뜨자 장내가 술렁이다 이내 기립 박수가 터져 나온다. 앞서서 언급하였지만, 이때 발표된 내용은 중국 아케소의 이중항체 이보네시맙이 현재 폐암 치료의 절대 강자인 키트루다와의 정면 승부에서 완벽하게 승리했다는 임상 3상 결과이다.

"드디어 황제를 넘어서는 새로운 왕이 탄생했다." 한 원로 교수의 탄성처럼, 이는 지난 10년간 이어진 PD-1 단독제의 시대가 저물고, 더 강력하고 정교한 이중항체의 시대가 열렸음을 알리는 거대한 신호탄이 될 것이다. 이제 이 거대한 변화가 제약 산업과 환자, 그리고 우리 사회에 어떤 파도를 몰고 올지 차분히 예측해 보자.

　　　　　　　　　　　　　　　면역항암제의 진화

2024~2026년: 운명의 시간

지금 우리는 태풍의 눈 속에 있다. 아케소, 로슈 등 선두 주자들이 진행 중인 글로벌 임상 3상 시험들이 2025년을 전후로 최종 성적표를 내놓는다. 만약 이 결과들이 긍정적이라면, 2026년경에는 미국 FDA나 유럽 EMA에서 비소세포폐암 등 주요 암종에 대한 첫 승인이 떨어질 것이다. 이중항체가 실험실을 벗어나 진짜 환자들에게 쓰이기 시작하는 원년이 되는 셈이다.

2026~2028년: 춘추전국시대의 개막

첫 승인이 떨어지면 적응증은 봇물 터지듯 확대될 것이다. 폐암에서 시작해 위암, 식도암, 간암으로 영토가 넓어질 것이다. 이 시기는 공교롭게도 키트루다와 옵디보의 특허가 만료되는 시점과 맞물린다. 저렴한 복제약들이 쏟아져 나오면, 이중항체는 가격은 비싸지만 효과는 확실히 더 좋다는 것을 증명해야 하는 치열한 경쟁에 직면하게 된다. 하지만 임상적 이점이 명확하다면, 시장은 빠르게 이중항체 중심으로 재편될 것이다.

2030년 이후: 표준 치료의 세대교체

2030년이 되면 이중항체는 더 이상 새로운 약이 아니라, 암 진단을 받으면 가장 먼저 고려하는 표준 치료가 될 것이다. 하지만 진화는 여기서 멈추지 않는다. 이 시기에는 단순히 항체를 섞는 것을 넘어, 이중항체에 강력한 화학 무기를 장착한 '이중항체 ADC'가 주류로 부상할 것이다. 즉, '암세포를 찾는 눈(이중항체)’과 ‘암세포를 파괴하는 주먹(ADC)’이 하나로 합쳐지는 것이다. 이는 기존 면역항암제가 해결하지 못한 낮은 반응률을 획기적으로 끌어올리며 암 치료 성적을 지금과는 비교할 수 없을 만큼 향상시킬 것이다. 바야흐로 단일 약물의 시대가 저물고, 기술과 기술이 융합된 ‘하이브리드 신약’의 시대가 열리는 셈이다.

과거에는 빅파마가 연구부터 판매까지 모든 것을 혼자 다 했다. 하지만 이제 그런 시대는 끝났다. 이중항체 전쟁은 협력 없이는 불가능하다. 혁신적인 아이디어와 기술은 몸집이 가벼운 바이오텍이 만들고, 막대한 자금과 글로벌 임상 네트워크가 필요한 후반전은 빅파마가 맡는 분업이 일상화되었다. 아케소가 개발한 약을 미국 회사인 서밋 테라퓨틱스가 사가고, 덴마크 젠맙의 기술을 미국의 존슨&존슨Johnson & Johnson이 빌려 쓰는 식이다. “가장 좋은 기술을 가진 적과도 손을 잡는다.” 이것이 미래 제약 산업의 생존 법칙이다.

규제 당국인 FDA의 시선도 바뀌고 있다. 과거에는 ‘폐암’ 치료제, ‘위암’ 치료제처럼 장기별로 약을 승인했다. 하지만 이제는 VEGF가 많이 나오는 고형암이라면 폐암이든 위암이든 쓸 수 있도록 해주는 ‘바이오마커 기반 승인’이 대세가 되고 있다. 또한, 환자에게 빨리 약을 공급하기 위해 임상 2상 결과만으로 일단 판매를 허가하는 ‘가속 승인accelerated approval 제도’나, 실제 병원 현장의 데이터를 승인 근거로 삼는 ‘실사용 데이터Real-World Data, RWE’ 활용도 늘어나고 있다. 이는 환자들에게는 희망을 앞당기고, 기업에는 개발 비용을 줄여주는 긍정적인 신호이다.

기존 면역항암제가 듣지 않아 절망했던 환자들에게 이중항체는 굳게 닫힌 문을 여는 마지막 열쇠와도 같다. 특히 면역세포가 침투하지 못했던 차가운 종양이 있는 환자들에게는 생존을 위한 새로운 동아줄이 될 것이다.

아직 승인받지 못한 신약은 임상시험을 통해서만 만날 수 있다. 환자와 보호자는 주치의와 상의하여 자신에게 맞는 임상시험이 있는지 적극적으로 찾아야 한다. "아는 만큼 보인다"라는 말은 암 치료에서 생존과 직결되는 진리이다.

하지만 역시나 가장 큰 걱정은 결국 '돈'이다. 혁신적인 신약이 나올수록 가격은 천정부지로 치솟는다. 건강보험이 적용되지 않는다면 연간 수억 원의 치료비는 가계 파탄을 의미한다. "돈 있는 사람만 살 수 있는 약"이 되어서는 안 된다. 어떻게 하면 이 혁신의 혜택을 더 많은 환자가 누리게 할 것인가? 이는 제약사만의 문제가 아니라 정부와 우리 사회 전체가 머리를 맞대고 풀어야 할 숙제이다.

앞으로의 신약 개발은 '데이터'와 'AI'가 주도할 것이다. 수만 명의 유전자 데이터를 AI가 분석해 "이 환자에게는 A약과 B약을 섞어 쓸 때 효과가 좋을 것이다"라고 알려주는 정밀 의료가 현실이 된다. 또한 개발자가 만들고 싶은 약이 아니라, 환자가 덜 고통스럽고 더 편한 약을 만드는 환자 중심 개발이 필수가 될 것이다. 주사 한 방으로 두 가지 효과를 내는 이중항체의 편리함은 바로 이와 같은 철학의 산물이다.

2011년, 인류가 면역항암제라는 새로운 무기를 손에 쥔 지 어느덧 14년이 흘렀다. PD-1 억제제가 암 치료의 판을 뒤집은 지난 10년의 영광을 뒤로하고, 이제 우리는 이중항체라는 더 강력한 엔진을 달고 다음 챕터로 넘어가고 있다. 그 뒤를 이어 세포 치료제, 암 백신, 미세환경 조절제 같은 미래 기술들이 기다리고 있다.

이 긴 여정에서 우리가 배운 것은 명확하다. 첫째, 혁신은 멈추지 않는다. 1세대 화학항암제의 부작용을 2세대 표적 치료제가 해결했고, 표적 치료제의 내성을 3세대 면역항암제가 극복했듯이, 지금의 한계는 결국 또 다른 혁신으로 무너질 것이다. 실패는 있어도 포기는 없다. 둘째, 함께여야 멀리 간다는 것이다. 암 정복은 어느 한 제약사나 한 국가의 힘만으로는 불가능하다. 경쟁하던 기업들이 손을 잡고, 국경을 넘어 데이터를 공유하며, 의사와 환자가 한 팀이 되어야만 이 지독한 적을 이길 수 있다. 셋째, 모든 기술의 끝에는 '사람'이 있어야 한다는 것이다. 아무리 화려한 과학 기술도 환자의 고통을 덜어주고 생명을 구하는 데 쓰이지 않는다면 무용지물이다. 기술의 진보가 소외된 이들 없이 모든 생명에게 골고루 닿을 수 있도록 고민하는 따뜻한 시선이 필요하다.

한국의 제약·바이오 산업도 이 위대한 흐름 속에 있다. 아직은 쫓아가는 처지지만, 바이오 인재들의 뜨거운 열정으로 세계무대에서 두각을 나타내고 있다. 우리의 기술로 만든 이중항체

　　　　　　　　　　　　면역항암제의 진화

가 전 세계 암 환자들에게 희망이 되는 날도 머지않았다. 이중항체의 시대가 열리고 있다는 것은 단순히 약이 하나 더 늘어난다는 의미가 아니다. 암이 더 이상 공포의 대상이 아니라 고혈압이나 당뇨병처럼 관리 가능한 만성질환이 되는 세상, 나아가 '완치 가능한 질병'이 되는 세상으로 우리가 한 걸음 더 다가섰다는 증거이다. 그 희망찬 미래를 향해 우리는 멈추지 않고 계속 나아갈 것이다.

3장

면역항암제를 넘어서

항암제 개발의 새로운 물결,
모달리티와 적응증 경쟁

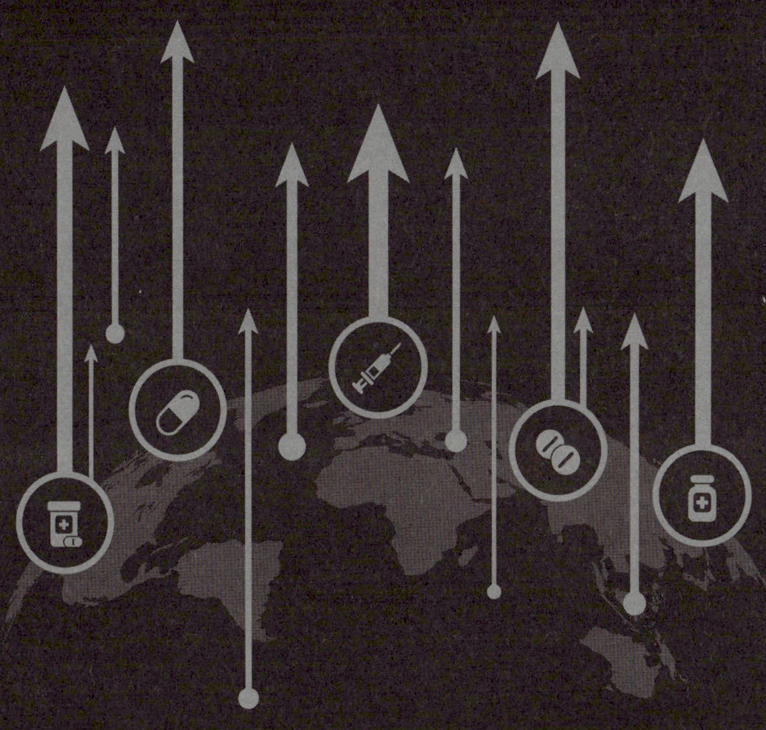

면역항암제가 끝이 아니다, 새로운 진화의 시작

2018년, 노벨 생리의학상이 면역관문 억제제(면역항암제)를 발견한 과학자들에게 돌아갔을 때, 사람들은 이제 암 정복의 게임이 끝났다고 생각했다. 실제로 옵디보나 키트루다 같은 약들은 기적 같은 효과를 보이며 불과 몇 년 만에 항암제 시장의 판도를 완전히 뒤집어 놓았다.

하지만 최근 샌프란시스코에서 열린 J.P. 모건 헬스케어콘퍼런스에서 목격한 현장은 사뭇 달랐다. 세계 최대의 바이오 투자 행사에서 투자자들의 눈길을 사로잡은 주인공은 더 이상 면역항암제가 아니었다. 그 자리는 다이이찌산쿄Daiichi Sankyo의 '항체-약물 결합체Antibody-Drug Conjugate, ADC'나 노바티스의 '방사성 리간드 치료제Radioligand Therapy, RLT' 같은 새로운 기술들이 차지하고 있었다.

왜일까? 이유는 단순하면서도 냉정하다. 면역항암제는 분명 혁명적이지만, '모든' 환자를 구하지는 못했기 때문이다. 통계적으로 면역항암제의 반응률은 20~40% 수준에 머문다. 특히 췌장암이나 교모세포종처럼 면역세포가 침투하기 어려운 차가운 종양 앞에서는 여전히 무력했다.

그래서 과학자들과 제약사들은 다시 근본적인 질문으로 돌아갔다. "어떻게 하면 독한 항암제를 암세포에만 정확히 배달해서 확실하게 제거할 수 있을까?" 이 질문에 대한 답을 찾는 과정에서 항암제 개발은 두 가지 새로운 축으로 진화하고 있다.

첫째는 '무엇을 공격할 것인가(타깃)'의 문제이다. 과거에는 건드릴 수 없다고 여겨졌던 KRAS 같은 암유전자들이 기술 발전으로 이제는 공략할 수 있는 타깃이 되고 있다. 불가능했던 일들이 이제는 실현 가능해지고 있는 것이다.

둘째는 '어떻게 전달할 것인가(모달리티modality)'의 혁명이다. 이것은 일종의 배송 혁명과 같다. 과거의 항암제가 무차별 폭격을 가해 정상 세포까지 죽였다면, 새로운 기술인 ADC는 항체를 '집배원'으로 활용한다. 암세포라는 정확한 주소지에만 독성 폭탄을 배달하는 것이다. 방사성 물질을 암세포 내부로 직접 보내 터뜨리는 RLT 기술도 마찬가지이다.

이러한 변화는 시장의 판도마저 바꾸고 있다. 화이자가 430억 달러라는 천문학적인 돈을 들여 ADC 전문 기업인 씨젠Seagen을 인수한 것은 결코 우연이 아니다. 이제는 단순히 '폐암 치료제를 만든다'는 말로는 부족하다. '어떤 유전자를 타깃으로, 어떤 최

          면역항암제를 넘어서

신 배송 기술을 써서 암을 잡느냐'가 경쟁의 핵심이 되었다.

필자가 이 책을 쓰는 이유가 여기에 있다. 면역항암제의 화려한 성공에 가려져 있지만, 지금 이 순간에도 물밑에서는 거대한 변화가 파도치고 있다. 항암제 개발의 이야기는 끝나지 않았다. 아니, 어쩌면 이제 막 가장 흥미진진한 챕터가 시작된 것인지도 모른다.

새로운 모달리티의 부상과 약물 전달 방식의 혁신

항체-약물 결합체 ADC: 암세포만 찾아가는 정밀 유도탄

2019년 12월 샌안토니오에서 열린 유방암심포지엄 연례학술대회 현장은 거대한 충격에 휩싸였다. 다이이찌산쿄와 아스트라제네카가 공동 개발한 유방암 치료제 '엔허투Enhertu'의 임상 데이터가 발표되는 순간, 장내에는 탄성이 터져 나왔다. 기존 치료제에 내성이 생겨 더 이상 쓸 약이 없던 말기 암 환자들에게서 무려 60%가 넘는 반응률이 확인되었기 때문이다. 이미 수차례 항암 치료를 받아 몸이 쇠약해진 환자들에게서 이런 수치가 나온 것은 기적에 가까운 일이었다.

이 사건은 항체-약물 결합체, 즉 ADC 기술이 항암제 개발의 주류로 확실하게 자리 잡았음을 알리는 신호탄이었다. 불과 5년 전만 해도 실험적인 기술로 여겨졌던 ADC는 이제 모든 글로벌 제약사가 사활을 걸고 뛰어드는 핵심 전장이 되었다.

ADC 기술을 이해하기 위해서는 세 가지 핵심 구성 요소를 알아야 한다. 바로 항체Antibody, 링커Linker, 그리고 페이로드Payload이다.

가장 먼저 항체는 암세포라는 주소지를 찾아가는 내비게이션 역할을 한다. 암세포 표면에 유독 많이 돋아나 있는 특정 단백질(항원)을 표적으로 삼아 정확하게 달라붙는다. 대표적으로 유방암의 HER2, 방광암의 Nectin-4 같은 항원들이 이 내비게이션의 목적지가 된다.

다음으로 페이로드는 실제로 암세포를 파괴하는 '폭탄'이다. 흥미로운 점은 ADC에 사용되는 페이로드는 일반적인 항암제보다 훨씬 강력한 독성을 가진 물질을 사용한다는 것이다. 단독으로 사람에게 투여하면 정상 세포까지 전멸시킬 정도로 위험한 맹독성 물질이지만, 항체라는 안전한 운송 수단에 실려 암세포 내부로만 배달되기 때문에 사용할 수 있다.

마지막으로 링커는 이 항체와 페이로드를 연결하는 '안전핀'이다. 혈액을 타고 이동할 때는 폭탄(페이로드)이 터지지 않도록 항체에 단단히 고정하고 있다가, 암세포 내부에 진입하는 순간에만 링커가 끊어져야 한다. 만약 링커가 너무 약해서 이동 중에 끊어지면 정상 세포가 공격받고, 반대로 너무 강해서 암세포 안에서도 끊어지지 않으면 약효가 나타나지 않는다. 이 미묘한 균형을 맞추는 것이 ADC 기술의 핵심이다.

ADC의 작동 과정은 마치 트로이 목마와 같다. 혈관을 타고 돌던 ADC가 암세포 표면의 항원을 만나 결합하면, 암세포는 이

  면역항암제를 넘어서

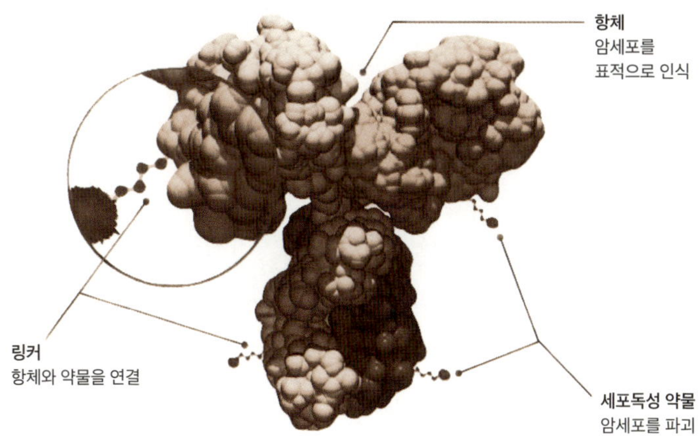

그림3 항체-약물 접합체의 기본 구성 ADC는 암세포를 표적으로 인식하는 항체, 항체와 약물을 연결하는 링커, 그리고 세포독성 약물로 이루어진다. 출처: Bioconjugator, Wikimedia

를 자신의 일부로 착각하고 세포 안으로 끌어들인다. 세포 내부의 소화 기관인 리소좀에서 링커가 분해되면, 그제야 억눌려 있던 독성 페이로드가 방출되어 암세포를 안에서부터 파괴한다.

ADC의 개념 자체는 1980년대부터 존재했지만, 상용화까지는 수많은 시행착오가 있었다. 초기 1세대 ADC들은 링커 기술이 불안정했다. 목표 지점에 도달하기도 전에 혈액 속에서 약물이 떨어져 나가 정상 세포를 공격하는 바람에 심각한 부작용을 일으키기도 했다. 2000년에 승인받았던 최초의 ADC '마일로타그Mylotarg'가 시장에서 잠시 철수했던 이유도 여기에 있다. 이후 등장한 2세대 ADC들은 링커를 개선하여 안정성을 높였지만, 항체 하나에 실을 수 있는 약물의 개수Drug-to-Antibody Ratio, DAR(항체-약물 비율)가 3~4개 수준으로 제한적이었다.

그리고 현재 엔허투로 대표되는 3세대 ADC 기술이 등장했
다. 3세대 기술의 혁신은 크게 세 가지이다. 첫째, 항체 하나에
무려 8개의 약물을 싣는 데 성공했다. 한 번 배달 갈 때 더 많은
폭탄을 투하할 수 있게 된 것이다. 둘째, 더욱 똑똑해진 링커 기
술이다. 혈액 속에서는 완벽하게 안정적이지만, 암세포 내의 특
정 효소에만 반응하여 칼같이 끊어진다. 셋째, 방관자 효과by-
stander effect의 도입이다. 과거에는 약물이 침투한 그 세포만 죽였
지만, 최신 ADC는 약물이 세포막을 뚫고 나가 옆에 있는 암세
포까지 연쇄적으로 파괴한다. 이는 암세포끼리 서로 성질이 다
른 경우에도 종양 덩어리 전체를 제압하는 데 매우 효과적이다.

엔허투: 유방암 치료의 역사를 다시 쓰다

아스트라제네카와 다이이찌산쿄의 엔허투는 현재 가장 독보
적인 ADC 치료제이다. 엔허투의 진정한 가치는 기존의 암 분류
체계를 무너뜨렸다는 데 있다. 과거 유방암 치료에서 HER2(인
간표피성장인자수용체2Human Epidermal Growth Factor Receptor 2) 검사는
양성이냐, 음성이냐의 이분법이었다. HER2가 양성인 환자만 표
적 치료를 받을 수 있었고, 발현율이 낮은 환자들은 소외되었다.
하지만 엔허투는 HER2 발현이 미미한 HER2-low(저발현) 환자
들에게서도 놀라운 치료 효과를 입증했다. 이는 전체 유방암 환
자의 상당수(약 40% 전후)에게 새로운 희망을 제시한 사건으로,
종양학 교과서를 다시 써야 할 정도의 변화를 불러왔다.

　　　　　　　　　　　　　　　면역항암제를 넘어서

트로델비: 가장 독한 암을 잡는 해결사

길리어드Gilead Sciences의 트로델비Trodelvy는 삼중음성유방암을 타깃으로 한다. 삼중음성유방암은 호르몬 수용체나 HER2 수용체가 없어 기존 표적 치료제가 듣지 않는 예후가 가장 나쁜 암이다. 트로델비는 TROP2라는 새로운 항원을 공략하여 기존 화학항암제 대비 생존 기간을 현저히 늘리는 성과를 보였다. 2020년 길리어드가 개발사를 210억 달러에 인수한 배경에는 이 약물에 대한 확신이 있었다.

파드셉: 방광암 치료의 새로운 표준

아스텔라스Astellas Pharma와 시젠이 개발한 파드셉Padcev은 방광암(요로상피암) 치료제이다. 수십 년간 발전이 없었던 방광암 치료에서 파드셉은 면역항암제 키트루다와의 병용요법을 통해 환자의 생존 기간을 획기적으로 연장했다. Nectin-4라는 단백질을 표적으로 삼아 암세포를 정밀 타격하는 이 약물은 이제 방광암 1차 치료의 새로운 표준으로 자리 잡고 있다.

전문가들은 ADC 시장이 2030년까지 연평균 30% 이상 성장하여 500억 달러 규모에 이를 것으로 전망한다. 현재 임상시험 중인 ADC 파이프라인만 100개가 넘는다. 이제 ADC 경쟁의 핵심은 '다양성'이다. 기존의 세포 독성 항암제뿐만 아니라 면역 활성 물질이나 유전자 치료제 등을 페이로드로 탑재하는 연구가 진행 중이다. 항체라는 확실한 배달 수단만 있다면, 그 안에 무엇을 신느냐에 따라 무궁무진한 치료제가 탄생할 수 있는 것이 ADC 기술의 가장 큰 매력이다.

약물-이중항체 결합체 DAC: 이중항체로 정밀도를 높이다

ADC 기술이 발전하면서 연구자들은 한 걸음 더 나아간 질문을 던졌다. "꼭 하나의 항원만 표적으로 삼아야 할까? 두 군데를 동시에 잡으면 더 정확하지 않을까?"

암세포는 영악하다. 같은 종양 덩어리 안에서도 어떤 세포는 A라는 깃발(항원)을 들고 있고, 어떤 세포는 B라는 깃발을 들고 있다. 단일 타깃 ADC는 A 깃발만 찾기 때문에 B 깃발을 든 암세포를 놓칠 수 있다.

여기서 등장한 개념이 이중 친화성 재표적화 항체-약물 결합체Dual-affinity Re-targeting Antibody-drug Conjugate, DAC, 즉 이중항체 기반의 ADC이다. 두 개의 서로 다른 항원을 동시에 인식하는 이중항체에 독성 약물을 매단 형태이다.

예를 들어 HER2와 HER3 항원을 동시에 잡는 DAC를 투여하면, HER2가 많은 세포와 HER3이 많은 세포를 모두 공격할 수 있어 사각지대를 최소화할 수 있다. 로슈가 개발 중인 림프종 치료제 등이 초기 임상에서 유망한 결과를 보였다. 물론 두 개의 팔을 가진 항체에 약물까지 매달아야 하니 제조 공정이 훨씬 까다롭고 품질 관리가 어렵다는 문제가 있지만, 암의 다양성과 내성을 극복하기 위한 차세대 기술로 주목받고 있다.

방사성 리간드 치료제 RLT: 몸속에서 터지는 핵폭탄

2022년, 전립선암 환자들 사이에서 새로운 치료법에 대한 소문이 돌기 시작했다. "방사성 물질을 이용해 주사 한 방으로 해결한다"라는 이야기였다. 이는 노바티스의 전립선암 치료제 플루빅토Pluvicto를 두고 하는 말이었다. 10년 넘게 암과 싸우며 더 이상 쓸 약이 없던 환자들에게 이 약물은 통증을 줄이고 생명을 연장하는 극적인 변화를 불러왔다.

RLT는 ADC와 비슷하지만, 싣고 가는 화물이 다르다. ADC가 독성 화학 물질을 싣는다면, RLT는 방사성 동위원소를 싣고 간다. 암세포 표면의 특정 분자에 결합하는 유도 물질(리간드)에 방사성 동위원소를 붙여 주사하면, 이 물질이 암세포를 찾아가 결합한 뒤 방사선을 내뿜어 암세포의 DNA를 직접 파괴한다.

이 기술의 핵심은 방사선의 '사정거리'에 있다. 예를 들어 루테튬-177Lutetium-177은 베타선을 방출하는 동위원소로, 방사선이 조직 내에서 평균 수백 마이크로미터, 최대 약 1~2mm 정도까지만 도달한다. 이처럼 짧은 사정거리 덕분에 주변의 정상 장기에는 상대적으로 피해를 최소화하면서 암세포와 그 인접한 미세 종양 조직만을 선택적으로 파괴할 수 있다. 여기서 한 단계 더 진화한 개념이 바로 알파선을 사용하는 방사성 치료이다. 악티늄-225Ac-225, 아스타틴-211At-211과 같은 알파선 방출 동위원소는 사정거리가 약 $50{\sim}100\mu m\,(0.05{\sim}0.1mm)$로 루테튬-177보다도 훨씬 짧다. 대신 알파선은 에너지전달밀도Linear Energy Transfer가 매우 높아 단 몇 번의 방출만으로도 암세포의

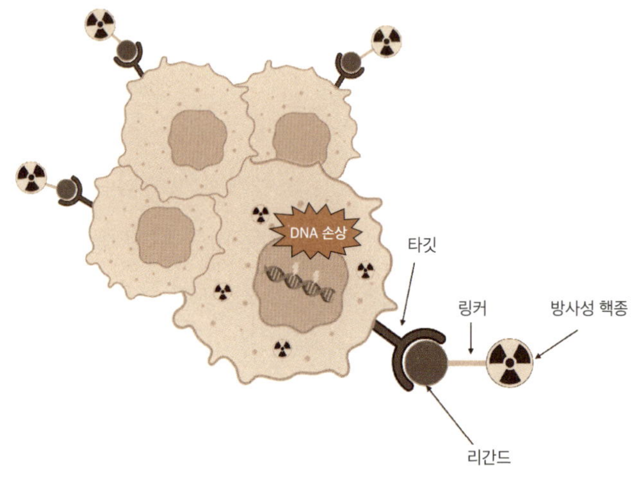

그림4 방사성 리간드 치료제의 작용 원리 표적 리간드에 결합된 방사성 핵종이 암세포에 선택적으로 축적되어 DNA 손상과 세포 사멸을 유도한다. 출처: Gaia Ninatti et al. 2025. DOI:10.3390/cancers17213412

DNA에 치명상을 입힐 수 있다.

RLT는 진단과 치료를 동시에 할 수 있다는 점에서 테라노스틱스Theranostics(치료Therapy와 진단Diagnostics)의 대표 주자로 불린다. 약한 방사선을 내는 동위원소를 붙여 주사하면 암세포가 어디에 숨어 있는지 영상으로 찍을 수 있고(진단), 강한 방사선을 내는 동위원소로 갈아 끼워 주사하면 그대로 치료제가 된다. 레이저 포인터로 목표물을 확인한 뒤, 그 지점에 정확히 미사일을 쏘는 것과 같다.

플루빅토: 전립선암의 구원투수

플루빅토는 전립선암 세포에 많은 PSMA라는 단백질을 표적으로 한다. 기존 호르몬 치료나 화학항암제가 더 이상 듣지 않는 전이성 전립선암 환자들을 대상으로 한 임상시험에서 환자들의 생존 기간을 유의미하게 늘렸을 뿐만 아니라 뼈 전이로 인한 극심한 통증을 줄여 삶의 질을 획기적으로 개선했다.

루타테라: 신경내분비종양의 희망

루타테라Lutathera는 스티브 잡스가 앓았던 병으로 알려진 신경내분비종양 치료제이다. 암세포의 소마토스타틴 수용체를 표적으로 삼아 방사선을 쏘는데, 질병 진행을 막고 종양 크기를 줄이는 데 탁월한 효과를 보여 2018년 승인 이후 표준 치료제로 자리 잡았다.

RLT는 잠재력이 크지만 넘어야 할 산도 높다. 첫째, 인프라 문제이다. 방사성 물질을 다루기 때문에 특수 설비를 갖춘 병원에서만 치료가 가능하고 방사성 폐기물 처리 시설도 필요하다. 둘째, 공급망이다. 치료용 동위원소는 원자로에서 생산해야 하는데, 전 세계적으로 생산 시설이 부족하여 약물 공급이 수요를 따라가지 못하는 병목 현상이 발생하곤 한다. 셋째, 장기 안전성이다. 방사선 피폭에 의한 이차적인 암 발생 위험 등을 장기적으로 추적 관찰해야 한다. 그럼에도 RLT는 뼈 전이가 많은 전립선암이나 유방암, 폐암 등으로 적응증을 넓혀가고 있으며, 더 강력한 파괴력을 가진 알파선 방출 동위원소를 활용하는 연구도 활발히 진행 중이다.

T세포 결합체 TCE: 내 몸의 경찰을 강제로 출동시키다

2014년, 암젠의 연구원들은 믿기 힘든 임상 결과를 목격했다. 기존 치료의 실패로 죽음을 앞둔 백혈병 환자들에게 약을 투여하자 암세포가 감쪽같이 사라진 것이다. 놀라운 점은 이 약물에는 암세포를 죽이는 독성 물질이 전혀 들어있지 않았다는 사실이다. 대신 이 약은 환자 몸속의 면역세포를 깨워 암세포를 공격하게 만들었다. 바로 T세포 결합체T-cell Engager, TCE, 일명 이중특이항체 기술의 시작이었다.

우리 몸에는 암세포를 죽일 수 있는 강력한 경찰, T세포가 있다. 하지만 암세포는 교묘하게 위장하여 T세포의 감시를 피한다. TCE는 이 둘을 강제로 만나게 해주는 '수갑' 역할을 한다. TCE 항체는 양손을 가지고 있다. 한 손은 암세포를 붙잡고, 다른 한 손은 지나가던 T세포를 붙잡는다. 이렇게 둘을 물리적으로 끌어당겨 딱 붙여놓으면(면역학적 시냅스 형성), T세포는 별다른 신호 없이도 즉시 활성화되어 눈앞의 암세포를 무자비하게 공격하기 시작한다. T세포가 암세포를 알아보든 못 알아보든 상관없이 일단 끌고 와서 공격하게 만드는 강제성이 이 기술의 핵심이다.

블린사이토

블린사이토Blincyto는 세계 최초로 승인된 TCE(이중특이적 T세포 결합체BiTE)로 재발·불응성 급성 림프모구 백혈병 환자의 약 40% 이상에서 완전 관해를 유도하며 TCE 시대를 열었다. 다만

　　　　　　　　　　　　　　　면역항암제를 넘어서

반감기가 짧아 28일간 지속 정맥주입이 필요하다.

엘렉스피오와 탈퀘타맙

최근에는 기술 발전을 통해 IgG-like 구조와 피하주사 제형을 적용한 차세대 TCE들이 등장했고, 엘렉스피오 Elrexfio (BCMA × CD3 BiTE)와 탈퀘타맙 Talquetamab (GPRC5D × CD3 BiTE)은 다수의 선행 치료 이후에도 60% 전후의 객관적 반응률을 보이며 다발골수종 치료의 핵심 옵션으로 자리 잡고 있다.

혈액암에서 눈부신 성과를 거둔 TCE는 이제 덩어리 암, 즉 고형암을 겨냥하고 있다. 하지만 고형암은 혈액암보다 훨씬 공략하기 어렵다. 첫째, 암세포가 단단한 덩어리 속에 숨어 있어 TCE와 T세포가 안으로 뚫고 들어가기 어렵다. 둘째, 고형암 주변에는 T세포의 힘을 빼버리는 면역 억제 물질이 가득하다. 셋째, 고형암 표면의 항원들이 정상 세포에도 조금씩 있는 경우가 많아 자칫하면 정상 장기를 공격하는 부작용(온타깃 독성)이 생길 수 있다.

이러한 한계를 극복하기 위해 제약사들은 '삼중특이항체' 같은 차세대 기술을 개발 중이다. 암세포를 잡는 손, T세포를 잡는 손 외에 T세포의 공격력을 더 높여주는 보조 손까지 달린 형태이다. 또는 종양 근처의 특수한 환경(산성 등)에서만 작동하도록 설계된 '조건부 활성화 TCE'도 연구되고 있다.

최근 암젠의 타를라타맙 Tarlatamab 이 소세포폐암에서 유의미한 효과를 입증하며 고형암 치료의 가능성을 열었다. 이는 TCE 기술이 단순히 혈액암에만 머물지 않고 폐암이나 위암 같은 더 넓은 시장으로 확장될 수 있음을 보여주는 중요한 이정표이다.

표적단백질분해제 TPD: 암세포의 청소부를 하이재킹하다

ADC가 폭탄을 배달하고 TCE가 경찰(T세포)을 부른다면, 아예 암세포 내부의 '쓰레기 처리 시스템'을 이용해 암 단백질을 갈아버리는 기술도 등장했다. 바로 표적단백질분해제Targeted Protein Degradation, TPD이다.

기존의 저분자 화합물이나 항체 치료제는 암을 일으키는 단백질에 달라붙어 그 기능을 일시 '정지'시키는 방식inhibitor이었다. 쉽게 말해, 열쇠 구멍에 껌을 붙여 문을 못 열게 하는 것과 같다. 하지만 이 방식은 약물이 떨어져 나가면 다시 단백질이 작동하거나 애초에 껌을 붙일 '틈pocket'이 없는 단백질에는 쓸 수 없다는 한계가 있었다. TPD는 발상을 전환했다. "막지 말고, 아예 없애버리자."

우리 세포 안에는 수명이 다하거나 망가진 단백질을 분해해서 없애는 '유비퀴틴-프로테아좀ubiquitin–proteasome system, UPS'이라는 자체 청소 시스템이 24시간 돌아가고 있다. TPD 기술, 그중에서도 '프로탁PROTAC(표적 단백질 분해 키메라proteolysis targeting chimera)'이라 불리는 약물은 암을 유발하는 나쁜 단백질을 강제로 잡아다가 이 청소 트럭(E3 리가아제)에 묶어버린다. 결국 이 단백질은 '폐기물'이라는 딱지(유비퀴틴)가 붙은 채 분쇄기

                                     면역항암제를 넘어서

(프로테아좀)로 들어가 흔적도 없이 사라지게 된다.

최근에는 여기서 한발 더 나아가 '분자접착제molecular glue'가 주목받고 있다. 프로탁이 두 단백질을 연결하는 밧줄 같은 구조라면, 분자접착제는 말 그대로 두 단백질을 딱 붙여버리는 강력한 본드와 같다. 분자접착제는 크기가 작아 세포 침투가 쉽고, 기존 프로탁으로는 접근하기 어려웠던 구조의 단백질까지 분해할 수 있어 '단백질 분해의 차세대 주자'로 불린다.

이 기술들이 혁명적인 이유는 그동안 약을 만들 수 없다고 포기했던 난공불락의 타깃들을 공략할 수 있는 가장 강력한 무기이기 때문이다. 아비나스Arvinas나 키메라Kymera, 몬테로사Monte Rosa 같은 바이오텍이 이 분야를 선도하고 있으며, 글로벌 빅파마들 또한 이 세포 내 청소부를 차지하기 위해 천문학적인 투자를 단행하고 있다.

면역항암제가 우리 몸의 면역 체계를 이용한 항암제의 1차 혁명이었다면, 여기서 소개한 ADC, RLT, TCE, TPD는 기술 공학을 이용해 암을 정밀 타격하는 항암제의 2차 혁명이라 할 수 있다. 과거에는 상상 속에서나 가능했던 '유도탄', '나노 폭탄', '면역세포 납치' 같은 개념들이 이제는 실제 약물이 되어 환자들의 생명을 구하고 있다. 이 다양한 무기가 서로 경쟁하고, 또 협력하면서 암 정복을 향한 인류의 여정은 더욱 속도를 내고 있다.

암종별 적응증 경쟁: 지역별로 다른 시장의 중심

제약 산업에는 '환자 중심'이라는 숭고한 구호 뒤에 차가운 진실이 하나 숨겨져 있다. 바로 신약 개발의 우선순위가 철저하게 시장 규모와 지역적 질병 분포로 결정된다는 점이다.

서구의 거대 제약사들이 2010년대 중반부터 아시아 시장, 그중에서도 폐암 치료제 개발에 천문학적인 자금을 쏟아붓기 시작한 것은 우연이 아니다. 미국이나 유럽에서는 유방암이나 전립선암이 흔하지만, 중국과 한국을 포함한 동아시아에서는 폐암 발생률이 압도적으로 높기 때문이다. "동아시아 폐암 시장을 잡지 못하면 글로벌 항암제 시장의 리더가 될 수 없다"라는 것이 업계의 정설이 되었다.

이처럼 항암제 개발은 단순히 과학적 발견의 연속이 아니라, 지역별 질병의 특성, 환자 수, 그리고 경쟁 약물의 현황이 복잡하게 얽힌 거대한 체스 게임과 같다. 이어서 폐암, 유방암, 전립선암 등 주요 암종별로 벌어지고 있는 치열한 적응증 경쟁의 현장을 들여다보고자 한다.

비소세포폐암: 동아시아가 주도하는 유전자 전쟁

폐암은 전 세계적으로 암 사망 원인 부동의 1위이다. 매년 약 220만 명이 새로 진단받고, 그중 180만 명이 사망한다. 특히 중국에서만 연간 80만 명 이상의 환자가 발생하는데, 흥미로운 점은 동아시아의 폐암 환자들은 서구와는 전혀 다른 유전적 특성

 면역항암제를 넘어서

을 보인다는 것이다.

서구의 폐암은 주로 흡연이 원인이다. 하지만 한국, 중국, 일본 폐암 환자 중 상당수는 '술 담배를 전혀 하지 않는 여성'이다. 이 미스터리를 푸는 열쇠가 바로 표피성장인자 수용체Epidermal Growth Factor Receptor, EGFR 돌연변이이다.

EGFR 돌연변이는 서구 폐암 환자에게서는 10~15% 정도만 발견되지만, 동아시아 환자에게서는 30~50%에 달한다. 특히 비흡연 여성 폐 선암 환자의 경우, 이 비율이 60~70%까지 치솟는다. 이는 동아시아가 전 세계 폐암 표적 치료제 개발의 테스트베드이자 최대 시장이 된 이유이다.

이 시장의 역사를 쓴 약물은 아스트라제네카의 이레사Iressa이다. 개발 초기만 해도 이레사는 실패한 약물로 취급받았는데, 전체 환자를 대상으로 했을 때는 기존 항암제보다 나은 점을 찾기 힘들었기 때문이었다. 하지만 2004년, 연구진들은 이 약물이 특정 유전자 변이(EGFR 엑손 19 결실 등)를 가진 환자에게만 기적적으로 반응한다는 사실을 밝혀냈고, 이는 항암 치료의 패러다임을 "누구에게 줄 것인가"에서 "어떤 유전자에 줄 것인가"로 바꾼 역사적인 전환점이었다.

이후 시장은 세대교체를 거듭했다. 1세대 약물인 이레사와 타세바Tarceva는 효과가 좋았지만, 암세포는 약 1년 뒤면 T790M이라는 내성 돌연변이를 만들어 약물을 무력화시켰다. 이를 극복하기 위해 등장한 것이 3세대 약물 타그리소Tagrisso이다.

타그리소는 내성 돌연변이까지 잡는 강력한 효능으로, 전이성 폐암 환자의 생존 기간을 3년 이상(38.6개월)으로 늘리는 기염을 토했다. 1세대 약물을 복용한 환자의 생존 기간이 1년 남짓이었던 것에 비하면 엄청난 발전이다. 타그리소는 현재 전 세계에서 매출이 가장 높은 항암제 중 하나로 약 65억~66억 달러 이상의 연간 매출을 올리며 블록버스터 자리를 유지하고 있다. 이 성공의 중요한 시장 중 하나가 아시아로 평가되고 있다. 하지만 영원한 독주는 없는 법이다.

마침내 대한민국 제약 산업의 역사에 남을 기념비적인 사건이 터졌다. 유한양행이 개발한 비소세포폐암 치료제 렉라자Leclaza(미국 상품명 라즈클루즈Razcluze)가 존슨&존슨의 이중항체 리브리반트와의 병용요법으로 미국 FDA의 문턱을 넘은 것이다. 이는 단순한 신약 승인을 넘어 국산 항암제가 세계 최대 시장인 미국에서 1차 치료제라는 가장 높은 지위를 획득했다는 데에 큰 의미가 있다. 이번 승리는 '다윗과 골리앗'의 싸움에 비유된다. 그동안 폐암 치료제 시장은 아스트라제네카의 타그리소가 철옹성 같은 독점을 유지해 왔다. 유한양행은 이 거대한 성벽을 넘기 위해 독자 생존이 아닌 글로벌 빅파마와 전략적 동맹open innovation을 택했다. 유한양행의 강력한 표적 치료제(티로신 키나아제 억제제Tyrosine Kinase Inhibitor, TKI) 기술에 얀센의 최신 이중항체 기술을 결합하여 타그리소보다 더 강력한 효능을 입증해 낸 것이다.

폐암 치료의 또 다른 뜨거운 감자는 KRAS 유전자이다. KRAS 변이는 폐암 환자의 약 25%에서 발견되는 흔한 원인이지만, 지난 30년 동안 이를 치료할 약물은 전무했다. KRAS 단백질의 모양이 둥글고 매끄러워 약물이 달라붙을 만한 틈이 없었기 때문이다. 과학자들은 이를 두고 '약물 개발이 불가능한 타깃'이라며 고개를 저었다.

하지만 2021년, 암젠의 루마크라스Lumakras가 불가능을 가능으로 바꿨다. 연구진은 KRAS 단백질이 작동하는 찰나의 순간에 아주 미세한 틈이 생긴다는 것을 발견했고 그 틈을 파고드는 화합물을 만들어냈다. 이는 마치 난공불락의 요새에 난 작은 구멍을 찾아낸 것과 같았다. 루마크라스의 등장은 KRAS 변이를 가진 수많은 폐암 환자에게 희망이 되었다. 비록 완벽하지는 않아 병용요법이 필요하지만, '불가능은 없다'는 것을 증명한 과학적 쾌거였다.

폐암 치료는 이제 극도로 세분되고 있다. 과거에는 단순히 '폐암 환자'로 불렸던 사람들이 이제는 'EGFR 변이 환자', 'ALK 변이 환자', 'KRAS 변이 환자' 등으로 나뉘어 각각 다른 맞춤형 치료를 받는다. 바야흐로 개인 맞춤형 정밀 의료의 시대가 가장 먼저 활짝 열린 곳이 바로 폐암 분야인 것이다.

유방암: 질병 분류 체계를 다시 쓰다

유방암은 항암제 개발 역사에서 가장 성공적인 분야로 꼽히고 있다. 조기 발견율이 높고, 호르몬과 유전자 특성에 따른 치료법이 잘 확립되어 있기 때문이다. 하지만 역설적으로 이미 좋은 약이 많아 신약이 진입하기 가장 어려운 시장이기도 하다. 최근 이 견고한 시장에 균열을 내며 판도를 뒤흔든 사건이 발생했다. 바로 'HER2-저발현'이라는 새로운 개념의 등장이다.

전통적으로 유방암은 세 가지 기준으로 분류되었다.

1. 호르몬 수용체가 있는가?(HR 양성)

2. HER2 단백질이 많은가?(HER2 양성)

3. 둘 다 없는가? (삼중음성)

그동안 HER2 표적 치료제(허셉틴 등)는 HER2 단백질이 세포 표면에 아주 많이 발현된(양성) 환자에게만 쓸 수 있었다. 검사 결과 HER2가 조금이라도 적으면 '음성'으로 분류되어, 강력한 표적 치료제의 혜택을 받지 못한 채 독한 화학항암제에 의존해야 했다. 이런 HER2 음성 환자가 전체 유방암의 약 60%나 되었다. 그런데 ADC 치료제인 엔허투가 이 상식을 뒤집었다. 엔허투는 HER2 단백질이 조금만 있어도 이를 찾아내 암세포 안으로 폭탄(약물)을 배달하는 능력을 보여주었다. 임상시험 결과, 기존에는 치료 대상이 아니라고 여겨졌던 HER2 저발현 환자에게서도 암 진행을 획기적으로 늦추는 효과가 입증되었다.

이 결과가 발표되던 날, 전 세계 종양학자들은 충격에 빠졌다. 의사들은 "환자의 차트를 다시 꺼내 HER2 수치를 재검토해야 한다"라고 입을 모았다. 어제까지만 해도 치료제가 없다고 돌려보냈던 환자들이 당장 오늘부터 치료 가능한 대상이 된 것이다. 이는 기술의 발전이 질병의 분류 기준 자체를 바꾼 대표적인 사례이다.

유방암 중에서도 삼중음성유방암은 가장 악질로 통한다. 호르몬 수용체도 없고 HER2도 없어 쓸 수 있는 표적 치료제가 전무했기 때문이다. 주로 젊은 여성에게 발생하며 진행 속도가 빠르고 재발도 잦아 유방암의 사각지대로 불렸다.

오랫동안 화학항암제만이 유일한 대안이었던 이 분야에 트로델비라는 구원투수가 등장했다. 트로델비는 삼중음성유방암세포에 많이 나타나는 TROP2라는 새로운 표적을 찾아내는 ADC 치료제이다. 임상시험에서 트로델비는 기존 화학항암제 대비 환자의 생존 기간을 두 배 가까이 늘리는 성과를 보였다. 이는 수십 년간 정체되어 있던 삼중음성유방암 치료에 한 줄기 빛과 같았다.

가장 흔한 유방암 유형인 호르몬 양성(HR+) 유방암은 상대적으로 진행 속도가 느리고 호르몬 치료가 잘 들어 '순한 암'으로 불린다. 하지만 재발하거나 전이되면 이야기가 달라지는데, 이때 표준 치료로 자리 잡은 것이 CDK4/6 억제제이다.

입랜스Ibrance, 키스칼리Kisqali, 버제니오Verzenio로 대표되는 이 약물들은 암세포의 분열 주기 자체를 멈춰버리는 기전으로 작동한다. 호르몬 치료제와 함께 사용할 경우, 암의 진행을 2년 이상 억제하는 효과를 보여준다. 이제 전이성 유방암 환자들은 병원에 입원해 독한 주사를 맞는 대신, 집에서 알약을 복용하며 일상을 유지할 수 있게 되었다. 유방암이 치명적인 질병에서 관리 가능한 만성질환으로 바뀌고 있다.

전립선암: 남성 호르몬과 끝없는 숨바꼭질

전립선암은 서구 남성 암 발생 1위를 차지하는 거대 시장이다. 전립선암세포는 남성 호르몬(테스토스테론)을 먹고 자란다. 따라서 치료의 기본은 남성 호르몬을 차단하는 것, 즉 '거세'와 같은 효과를 내는 약물을 쓰는 것이다.

문제는 암세포가 영악하다는 점이다. 처음에는 호르몬 차단제에 잘 반응하다가도, 시간이 지나면 적은 양의 호르몬으로도 살아남거나 스스로 호르몬을 만들어내는 등 내성을 획득하게 된다. 이를 '거세 저항성 전립선암'이라고 부르는데, 이때부터 치료가 매우 까다로워진다.

2010년대 초반 등장한 엑스탄디Xtandi와 자이티가Zytiga는 전립선암 치료의 1차 혁명을 이끌었는데, 자이티가는 몸속의 모든 남성 호르몬 공장을 멈추게 하고, 엑스탄디는 암세포가 호르몬을 받아먹는 입(수용체)을 원천 봉쇄한다. 이 약물들의 등장으로 전이성 전립선암 환자들의 생존 기간은 획기적으로 늘어났고, 현재는 연간 매출 50억 달러가 넘는 블록버스터 약물이 되었다.

최근에는 바이엘Bayer의 누베카Nubeqa가 부작용을 줄인 차세대 약물로 시장에 진입하며 경쟁이 치열해지고 있다. 특히 고령 환자가 많은 전립선암 특성상, 인지 기능 저하나 피로감 같은 부작용이 적은 약물이 선호되는 추세이다.

전립선암이 무서운 이유는 말기에 뼈로 전이되는 경우가 많기 때문이다. 뼈 전이는 극심한 통증과 골절을 유발해 환자의 삶을 송두리째 파괴한다. 이때 등장한 혁신적인 치료제가 앞에서

  면역항암제를 넘어서

살펴본 노바티스의 플루빅토이다.

앞서 설명한 바와 같이 플루빅토는 RLT로 전립선암 세포 표면에만 존재하는 PSMA라는 단백질을 찾아가 달라붙은 뒤, 신고 간 방사성 동위원소(루테튬-177)를 터뜨린다. 마치 몸속에서 암세포만 골라 핀셋으로 태워 없애는 것과 같다.

임상시험 결과는 극적이었다. 더 이상 치료법이 없던 말기 환자들의 생명을 연장했을 뿐 아니라, 무엇보다 뼈 전이로 인한 통증을 획기적으로 줄여주었다. 침대에서 일어나지도 못하던 환자가 다시 산책할 수 있게 됐다. 플루빅토의 성공은 전립선암 치료에 테라노스틱스(진단과 치료의 결합)라는 새로운 장을 열었다.

피부암(흑색종): 가장 치명적인 암에서 만성질환으로

흑색종은 피부암 중 가장 드물지만, 가장 치명적이었다. 한 번 전이되면 생존 기간이 6개월 남짓에 불과했던 공포의 질환이었다. 하지만 지난 10년 사이 흑색종은 항암제 개발 역사상 가장 극적인 반전을 보여준 암종이 되었다. 표적 치료제와 면역항암제가 동시에 성공을 거둔 유일한 분야이기 때문이다.

흑색종 환자의 절반가량은 BRAF 유전자 돌연변이를 가지고 있다. 2011년 등장한 젤보라프Zelbora 같은 BRAF 억제제는 이 돌연변이를 공격해 놀라운 효과를 보였다. 전신에 암이 퍼져 흉측하게 변했던 피부가 약 투여 보름 만에 깨끗해진 사진은 학회에서 큰 화제가 되었다.

하지만 기쁨은 오래가지 않았다. 암세포가 우회로를 뚫어 평균 7~8개월 만에 내성을 보였기 때문이다. 이를 극복하기 위해 제약사들은 BRAF 억제제에 MEK 억제제를 섞어 쓰는 병용요법을 개발했다. 고속도로(BRAF)와 국도(MEK)를 동시에 차단해 버리는 전략이다. 타핀라Tafinlar와 메키니스트Mekinist를 함께 쓰는 것과 같은 병용요법은 이제 흑색종의 표준 치료로 자리 잡았다.

흑색종은 면역항암제(키트루다, 옵디보)가 가장 잘 듣는 암이기도 하다. 의사들은 행복한 고민에 빠졌다. "효과가 빠르고 강력하지만 내성이 생기는 표적 치료제를 먼저 쓸 것인가, 아니면 반응은 느리지만 효과가 오래가는 면역항암제를 먼저 쓸 것인가?" 최근에는 이 둘을 섞거나 순차적으로 사용하는 다양한 전략이 시도되고 있다. 흑색종은 불과 10년 전만 해도 사형 선고나 다름없었지만, 이제는 5년 생존율이 30~40%에 달하는 치료 가능한 암으로 변모했다. 흑색종에서 얻은 병용요법의 노하우는 이제 폐암, 간암 등 다른 암종으로 확산하고 있다.

대장암: 정밀 의료의 마지막 퍼즐

대장암은 서구화된 식습관으로 인해 선진국형 암으로 불린다. 오랫동안 대장암 치료는 수술과 기본적인 화학항암제에 의존해 왔다. 다른 암들이 유전자 분석을 통해 화려한 표적 치료제로 갈아탈 때, 대장암은 상대적으로 소외되어 있었다. 하지만 최근 대장암 분야에서도 정밀 의료의 퍼즐이 맞춰지고 있다.

전체 대장암의 약 10~15% 정도에서 MSI-H 또는 dMMR이

   면역항암제를 넘어서

관찰된다. 쉽게 말해 DNA 복구 시스템이 고장 나 돌연변이가 엄청나게 많이 생긴 상태이다. 역설적으로 돌연변이가 많을수록 암세포의 모양이 정상 세포와 확연히 다르기 때문에, 면역세포가 이를 적으로 인식하기 쉬워진다.

이 지점을 파고든 키트루다 등의 면역항암제는 MSI-H 대장암 치료에서 기적에 가까운 효과를 입증했다. 이제 해당 환자들은 독한 항암 주사 대신 면역항암제를 1차 치료제로 사용한다. 이는 대장암 치료 역사상 가장 큰 패러다임의 변화였다.

폐암에서 성공한 KRAS 표적 치료제와 유방암의 전유물이었던 HER2 치료제들도 대장암 시장을 노리고 있다. 비록 대장암에서는 폐암만큼 드라마틱한 효과가 한 번에 나타나지는 않았다. 대장암 세포는 하나의 신호가 차단되면 즉시 다른 신호 경로(EGFR 등)를 켜서 살아남기 때문이다. 따라서 대장암에서는 병용 전략이 필수적이다. KRAS 억제제에 기존의 표적 치료제를 섞어 쓰거나, 유방암 치료제인 엔허투를 대장암에 적용하는 임상시험들이 활발히 진행 중이다. 비록 전체 환자 중 비율은 적지만(KRAS G12C 4%, HER2 3~5%), 치료 옵션이 없던 말기 환자에게는 한 줄기 빛과도 같은 소식이다.

관통하는 핵심 메시지는 더 이상 '폐암 치료제', '유방암 치료제'라는 단순한 분류는 무의미하다는 것이다. 같은 폐암이라도 한국의 비흡연 여성 환자에게는 '렉라자'를 투여하고, 미국의 흡연 남성 환자에게 '면역항암제'를 투여한다. 유방암 환자라도 유전자 발현량에 따라 호르몬 약을 먹을지, 최신 ADC 주사를 맞을지가 결정된다.

제약사들의 무대도 쪼개졌다. 더 이상 거대한 하나의 시장을 놓고 싸우는 것이 아니라, 유전자 변이와 지역 특성에 따라 세분화된 수십 개의 시장에서 각축전을 벌이고 있다. 이는 환자들에게는 '나에게 딱 맞는 치료제'를 찾을 확률이 높아진다는 점에서 희소식이지만, 동시에 고가의 비용으로 인해 최신 약물에 대한 접근성이 떨어진다는 새로운 숙제를 남기고 있다.

차세대 타깃의 부상: 난공불락의 성을 무너뜨리다

KRAS: 암 연구의 '성배'를 향한 진격

암 연구자들 사이에서 오랫동안 전해 내려온 금기어가 하나 있었다. 바로 '난공불락undruggable'이라는 단어이다. 암을 일으키는 원인은 분명한데, 약을 만들 방법이 도저히 보이지 않는 타깃을 일컫는 말이다. 그중에서도 가장 악명 높았던 것이 바로 KRAS 유전자였다.

KRAS는 세포의 성장 스위치를 켜고 끄는 역할을 하는 단백질이다. 정상적인 상태에서는 필요할 때만 켜지지만, 돌연변이가 생기면 스위치가 고장 난 채 '항상 켜짐' 상태로 고정된다. 이렇게 되면 세포가 브레이크 없이 폭주하며 암이 된다. 췌장암 대

     면역항암제를 넘어서

부분(약 90% 안팎), 대장암, 폐암에서도 상당한 비율(대략 수십 퍼센트)에서 KRAS 돌연변이가 나타날 만큼 가장 흔하고 치명적인 원인이다.

하지만 지난 30년 동안 수많은 제약사가 KRAS 정복에 도전했다가 실패했다. 이유는 단순하다. 약물이 달라붙을 만한 공간이 없기 때문이다. 표면이 당구공처럼 매끄러워서 약물이 결합할 틈이 없었다.

이 철옹성에 균열을 낸 것은 2021년이었다. 암젠의 루마크라스가 KRAS의 특정 돌연변이인 G12C를 공략하는 데 성공한 것이다. 연구진은 G12C 변이가 일어날 때 아주 찰나의 순간, 단백질 표면에 미세한 틈이 생긴다는 것을 발견했다. 잠시 꺼진 상태로 돌아온 찰나의 순간에 틈을 파고들어 다시는 켜지지 못하도록 자물쇠를 채우는 방식이었다.

과학자들은 여기서 만족하지 않았다. G12C는 전체 KRAS 변이의 일부(특히 폐 선암에서 의미 있는 비율을 차지함)일 뿐이다. 더 큰 산은 G12D와 G12V이었다. 특히 췌장암의 주범인 G12D는 G12C처럼 약물을 걸 수 있는 화학적 고리(시스테인)조차 없어서 그야말로 맨손으로 암벽을 등반해야 하는 난이도이다.

최근 머크와 레볼루션메디신Revolution Medicines 같은 기업들은 이 불가능해 보이는 G12D를 공략하는 신약 후보 물질들을 내놓고 있다. 이들은 기존과는 전혀 다른 방식으로 단백질에 결합하거나, 아예 활성화된 KRAS 복합체 전체를 깨뜨리는 전략을 구사한다. 초기 임상 데이터에서 췌장암 환자의 종양 크기가 줄어드는 고무적인 결과들이 보고되고 있다. "KRAS는 난공불락이다"라는 말은 이제 옛말이 되어가고 있다.

KRAS가 정공법으로 성벽을 부수는 공성전이라면, 최근 주목받는 또 다른 흐름은 성의 새로운 문을 찾는 것이다. 과거에는 중요하지 않다고 여겨져 무시되었던 단백질들이 ADC 기술과 만나 화려하게 부활하고 있다.

HER3: 침묵하던 파트너가 타깃이 되다

유방암과 폐암 치료에서 HER2나 EGFR은 이미 유명한 타깃이다. 반면 이들의 형제 격인 HER3는 오랫동안 관심을 받지 못했다. 스스로는 신호를 전달하는 능력이 거의 없어 '죽은 수용체' 취급을 받았기 때문이다. 하지만 연구 결과, HER3는 혼자서는 조용하지만, HER2나 EGFR과 짝을 이룰 때 암세포의 생존을 돕는 핵심 조력자 역할을 한다는 사실이 밝혀졌다. 특히 기존 표적 치료제에 내성이 생긴 암세포들이 HER3를 우회로로 사용하여 살아남는 경우가 많았다. 다이이찌산쿄는 이 점을 파고들었다. HER3 자체를 억제하는 것은 어렵지만, HER3를 '문'으로 삼아 독성 폭탄(ADC)을 집어넣는 것은 가능했기 때문이다. 현재 개발 중인 HER3 표적 ADC는 기존 치료제에 내성이 생긴 폐암 환자들에게서 의미 있는 효과를 보여주고 있다.

TROP2: 암세포의 범용 주소지

TROP2는 최근 가장 뜨거운 타깃 중 하나이다. 유방암, 폐암,

　　　　　　　　　　　　　　　　面역항암제를 넘어서

방광암 등 다양한 고형암 세포 표면에 공통으로 많이 발현되는 단백질로서, 특정 암종에 국한되지 않고 여러 암을 아우를 수 있는 '범용성'이 가장 큰 장점이다.

길리어드의 트로델비가 TROP2를 타깃으로 삼아 삼중음성유방암 치료에 성공했고, 이제는 아스트라제네카와 다이이찌산쿄가 공동 개발한 차세대 약물들이 폐암과 유방암 시장을 노리고 있다. TROP2는 암세포가 있는 곳이라면 어디든 찾아갈 수 있는 ADC의 이상적인 표적지 역할을 톡톡히 하고 있다.

IDH 억제제: 암세포를 개과천선하다

암세포와 정상 세포의 큰 차이점 중 하나는 '식성'이다. 암세포는 폭발적으로 성장하기 위해 엄청난 양의 에너지가 필요하며, 이를 위해 비정상적인 대사 경로를 활용한다. 이 대사 경로를 차단해 암세포를 굶겨 죽이거나 성질을 바꾸려는 시도가 바로 '대사 항암제Metabolic Cancer Drug'이다.

가장 성공적인 사례는 이소시트르산탈수소효소Isocitrate Dehydrogenase, IDH 억제제이다. 급성 골수성 백혈병이나 뇌종양(교모세포종) 환자 중 일부는 IDH라는 효소에 돌연변이가 생겨 암을 유발하는 독성 대사물질을 끊임없이 만들어낸다. 이 독성 물질은 세포가 정상적으로 성숙하는 것을 방해하고 암세포로 변하게 만든다.

IDH 억제제는 이 고장 난 효소를 차단한다. 흥미로운 점은 이 약이 암세포를 직접 죽이는 것이 아니라 정상 세포로 분화하도록 유도한다는 것이다. 악당이 된 세포를 죽이는 대신, 다시 착한 시민으로 교화시키는 셈이다. 이는 기존 항암제와는 전혀 다른 개념의 치료법으로, 혈액암 치료의 새로운 옵션으로 자리 잡았다.

글루타민 차단: 암세포의 밥줄 끊기

암세포는 포도당뿐만 아니라 글루타민이라는 아미노산에도 중독되어 있다. 이를 차단하는 글루타미나제 억제제 등도 꾸준히 연구되고 있다. 비록 대사 경로는 워낙 복잡하고 우회로가 많아 아직 대규모 성공을 거두지는 못했지만, 다른 항암제와 병용하여 효과를 높이는 전략이 계속 시도되고 있다.

지금까지 살펴본 차세대 타깃들의 공통점은 '과거에는 건드릴 수 없었던 영역'이라는 것이다. 표면이 너무 매끄러워 약을 붙일 수 없었던 KRAS, 기능이 없어 무시당하던 HER3, 그리고 복잡해서 손대기 힘들었던 대사 경로까지.

과학자들은 포기하지 않고 기술의 힘으로 이 난제들을 하나씩 해결해 나가고 있다. '불가능'의 영역이 '가능'으로 바뀌면서, 항암제 개발 지도의 빈칸은 빠르게 채워지고 있다. 이제 이 다양한 무기들을 어떻게 조합하여 최상의 효과를 낼 것인가 하는 문제가 남았다.

면역항암제를 넘어서

병용요법의 시대:
1 더하기 1은 2보다 크다

2024년 봄, 글로벌 제약사의 임상 전략 회의실 풍경은 과거와 사뭇 달라졌다. 과거에는 누가 가장 강력한 '한 방'을 가진 신약을 만드느냐가 경쟁의 핵심이었다면, 이제는 화이트보드 가득 복잡한 연결선이 그려진다. 자사가 보유한 약물들을 어떻게 조합해야 최상의 시너지를 낼 수 있을지를 고민하는 '병용요법의 시대'가 도래했기 때문이다.

현대 항암제 개발의 핵심 철학은 명확하다. "단독으로는 한계가 있다. 뭉쳐야 산다." 암세포는 너무나 교활해서 한 가지 경로만 차단하면 금세 우회로를 찾아 내성을 획득한다. 따라서 서로 다른 무기를 동시에, 혹은 순차적으로 사용하여 암세포가 도망갈 길을 원천 봉쇄하는 전략이 필수가 되었다.

면역항암제가 처음 등장했을 때, 사람들은 표적 치료제의 시대가 끝날 것이라 예상했다. 하지만 결과는 '공존'과 '협력'이었다. 이 둘의 만남은 생물학적으로 완벽한 파트너십을 보여주고 있다. 표적 치료제가 암세포를 직접 타격해 터뜨리면, 그 파편(종양 항원)들이 쏟아져 나온다. 이는 마치 적의 위치를 알리는 조명탄과 같다. 이때 면역항암제가 투입되어 면역세포(T세포)의 고삐를 풀어주면, 조명탄으로 적의 위치를 정확히 감지한 면역세포가 암세포를 훨씬 더 효율적으로 공격할 수 있다.

이 전략이 가장 빛을 발한 곳은 신세포암(신장암)이다. 과거에는 혈관 생성을 억제하는 표적 치료제만 사용했지만, 여기에 면역항암제를 더하자 환자들의 생존율이 비약적으로 상승했다. 이제 신장암 치료에서 두 약물의 병용은 선택이 아닌 필수 표준 치료로 자리 잡았다.

하지만 모든 조합이 성공하는 것은 아니다. 폐암 중 특정 유전자(EGFR) 변이가 있는 환자에게 표적 치료제와 면역항암제를 섞어 썼을 때는 오히려 독성만 강해져 심각한 폐 질환 부작용을 낳기도 했다. 이는 "무조건 섞는다고 능사가 아니라 궁합이 맞는 짝을 찾아야 한다"라는 값비싼 교훈을 남겼다.

최근 가장 높은 관심을 받는 조합은 바로 유도탄인 ADC와 면역항암제의 만남이다. ADC가 암세포 내부로 침투해 강력한 폭탄을 터뜨리면, 암세포는 비명횡사를 하게 된다. 이때 발생하는 생물학적 신호들은 잠자고 있던 주변의 면역세포들을 강제로 깨운다. 전문 용어로 '면역원성세포사Immunogenic Cell Death, ICD'라고 불리는 이 현상은 차갑게 식어 있던 종양 조직을 면역세포가 들끓는 뜨거운 전장으로 바꿔버린다. 바로 이때 면역항암제가 투입되면 그 효과는 배가된다. 이 이론을 현실로 증명한 것이 방광암 치료제 파드셉과 키트루다의 병용요법이다. 두 약물을 함께 썼을 때 환자의 생존 기간은 기존 화학항암제 대비 크게 개선됐고, 전체생존기간Overall Survival, OS 중앙값은 16.1개월에서 31.5개월 수준으로 늘어났다. 이는 항암 치료 역사에 남을 기념비적인 성과로 ADC와 면역항암제 조합이 차세대 표준이 될 것임을 예고했다.

　　　　　　　　　　　　　　　　　면역항암제를 넘어서

그러나 병용요법이 장밋빛 미래만을 약속하는 것은 아니다. 약이 두 개면 부작용도 두 배가 될 수 있으니, 서로 다른 약물의 독성이 겹칠 경우 환자가 감당하기 힘든 부작용이 발생할 수 있어 용량을 정교하게 조절하는 것이 중요하다.

더 큰 문제는 비용이다. 최신 면역항암제나 ADC는 단독으로 써도 연간 치료비가 수천만 원에서 억대를 호가한다. 이 비싼 약들을 두세 개씩 섞어 쓸 경우 그 비용이 천문학적으로 치솟는다. 아무리 치료법이 좋더라도 환자와 건강보험 시스템이 감당할 수 없다면 무용지물이 될 수 있다.

이제 항암제 개발은 '누가 더 센 약을 만드냐'에서 '누가 더 현명한 조합을 찾아내느냐'의 싸움으로 변모했다. 과학자들은 1 더하기 1이 2가 아니라 3 혹은 5가 되는 마법의 공식을 찾기 위해 끊임없이 도전하고 있다.

이러한 조합의 시대는 제약 산업 전반의 구조 개편을 필연적으로 요구하고 있다. 나 홀로 모든 것을 개발할 수 없기에 서로 다른 무기를 가진 기업들이 손을 잡는 합종연횡이 가속화되고 있는 것이다.

글로벌 제약사의 전략적 포지셔닝: 생존을 위한 합종연횡

오늘날 글로벌 제약 산업은 거대한 '합종연횡合從連衡의 시대'

로 접어들었다. 과거에는 하나의 거대 제약사가 신약 후보 물질 발굴부터 임상, 판매까지 모든 과정을 독점하는 수직적 구조가 일반적이었다. 하지만 기술의 난이도가 높아지고 개발 비용이 천문학적으로 치솟으면서 이제는 누구도 혼자서는 살아남을 수 없는 생태계가 만들어졌다.

2023년, 화이자는 제약 업계를 깜짝 놀라게 하는 발표를 했다. ADC 분야의 선구자인 씨젠을 무려 430억 달러(약 56조 원)에 인수한 것이다. 이는 단순한 기업 인수가 아니라, 미래의 핵심 기술인 ADC 플랫폼 전체를 통째로 사들인 전략적 결단이었다.

왜 빅파마들은 이렇게 천문학적인 돈을 쓰는 것일까? 가장 큰 이유는 특허 만료의 절벽 때문이다. 기존의 매출을 책임지던 블록버스터 약물의 특허가 만료되면, 값싼 복제약들이 쏟아져 나와 매출이 급감하게 된다. 이를 메꿀 새로운 성장 동력이 절실한 상황에서 맨땅에서 신약을 개발하는 것보다 이미 기술력이 검증된 바이오텍을 인수하는 것이 훨씬 더 빠르고 안전한 선택지가 된 것이다. 화이자뿐만 아니라 애브비, 머크 등 내로라하는 제약사가 ADC나 이중항체 기술을 가진 기업들을 쇼핑하듯 사들이는 이유가 여기에 있다.

현대 항암제 개발은 '혁신적인 바이오텍'과 '자본력을 갖춘 빅파마'의 2인 3각 경기로 변모했다. 작고 민첩한 바이오텍은 위험을 감수하고 남들이 시도하지 않는 혁신적인 기술에 도전한다. 과학자 중심의 조직 문화를 바탕으로 특정 분야에서 깊이 있는 전문성을 쌓는 데 유리하다. 반면 빅파마는 막강한 자본력

     면역항암제를 넘어서

과 전 세계에 뻗어 있는 임상시험 네트워크, 그리고 규제 기관을 설득할 수 있는 노하우를 가지고 있다.

가장 이상적인 모델은 바이오텍이 초기 기술을 개발해 가능성을 입증하면, 빅파마가 바통을 이어받아 대규모 임상시험과 글로벌 판매를 책임지는 것이다. 길리어드가 카이트파마Kite Pharma를 인수해 기적의 항암제라 불리는 CAR-T 치료제 예스카타Yescarta를 성공적으로 상용화한 것이 대표적인 성공 사례이다. 이제 두 진영은 서로 경쟁하는 관계가 아니라 서로 없어서는 안 될 공생 관계가 되었다.

2010년대까지만 해도 항암제 개발의 무대는 철저히 서구 중심이었다. 아시아는 그저 약을 소비하는 시장이거나 값싼 임상시험 수행지에 불과했다. 하지만 2020년대 들어 판도가 뒤집히고 있다. 그 중심에는 중국과 한국이 있다.

중국은 무서운 속도로 추격하고 있다. 과거에는 서구의 약을 베끼는 카피캣 전략에 머물렀지만, 이제는 베이진이나 레전드 바이오테크Legend Biotech처럼 FDA 승인을 받는 혁신 신약을 직접 개발해 내고 있다. 거대한 내수 시장과 과감한 투자를 무기로 중국 바이오텍들은 이제 서구 기업들과 어깨를 나란히 하는 경쟁자로 성장했다.

한국은 독보적인 제조 기술과 플랫폼 기술로 존재감을 드러내고 있다. 삼성바이오로직스가 보여준 세계 최고 수준의 의약품 생산 능력은 글로벌 제약사들이 한국을 필수 파트너로 인식하게 만들었다. 또한 유한양행이 얀센과 손잡고 폐암 신약 렉라자를 성공시킨 사례처럼, 한국의 기술력이 글로벌 자본과 결합해 성과를 내는 모델이 자리 잡고 있다.

이제 서구 제약사들은 아시아를 단순한 하청 기지가 아닌, 혁신 기술을 수혈받을 수 있는 중요한 파트너로 대우하고 있다. 아스트라제네카가 일본의 다이이찌산쿄와 손잡고 ADC 시장을 평정한 것처럼, 미래의 블록버스터는 동서양의 강점이 결합된 글로벌 네트워크 속에서 탄생할 것이다.

결국 핵심은 다음과 같다. "혼자 가면 빨리 가지만, 함께 가면 멀리 간다." 신약 개발의 난이도가 높아질수록 기업들은 M&A와 라이센싱을 통해 서로의 부족한 점을 메우고 있다. 특히 아시아 기업들의 약진은 글로벌 제약 지형도를 다극화하며 새로운 기회를 창출하고 있다.

개발 환경의 변화:
규제와 돈의 전쟁

아무리 뛰어난 과학자가 기적의 항암제를 발명했다고 해도, 그것이 환자의 침대맡에 도달하지 못하면 무용지물이다. 실험실을 떠난 신약이 세상의 빛을 보기 위해서는 두 개의 거대한 관문을 통과해야 한다. 하나는 '규제 기관(FDA, EMA 등)'의 깐깐한 심사이고, 다른 하나는 '시장 접근성(약값)'이라는 경제적 장벽이다. 최근 항암제 개발 환경은 이 두 영역에서 급격한 지각

　　　　　　　　　　　면역항암제를 넘어서

변동을 겪고 있다.

전통적으로 항암제가 승인받기 위해서는 환자가 '얼마나 더 오래 사는지'를 입증해야 했다. 하지만 암 환자들에게 시간은 금과 같다. 임상시험 결과가 나올 때까지 수년을 기다리다가는 수많은 생명이 사라질 수 있기 때문이다. 그래서 등장한 것이 가속 승인 제도이다. 생존 기간처럼 오래 걸리는 지표 대신, 암 크기가 줄어들었는지(반응률) 같은 중간 성적표만 보고 일단 조건부로 약을 팔게 해주는 것이다. 2020년 이후 FDA가 승인한 항암제의 약 40%가 이 제도를 통해 세상에 나왔다.

하지만 이는 양날의 검과 같다. 빠르게 환자에게 약을 공급할 수 있다는 장점이 있지만, 나중에 정식 임상시험에서 효과가 입증되지 않아 승인이 취소되는 사례가 종종 발생하기 때문이다. 최근 규제 기관들은 "속도도 중요하지만 확실한 증거를 가져오라"라며 심사 기준을 다시 강화하는 추세이다. 제약사에게는 '빠른 출시'와 '확실한 데이터'라는 두 마리 토끼를 모두 잡아야 하는 어려운 숙제가 주어진 셈이다.

이제 항암제는 '약'만으로 승인받지 못한다. 그 약이 누구에게 효과가 있는지 알려주는 '진단 키트(동반 진단)'가 반드시 짝을 이뤄야 한다. 과거에는 환자의 조직을 떼어내 유전자 하나하나를 따로 검사했지만, 이제는 차세대 염기서열 분석NGS 기술을 통해 한 번의 검사로 수백 개의 유전자를 동시에 분석한다. 이는 마치 용의자를 찾기 위해 지문 하나를 대조하던 방식에서 전신의 DNA를 스캔해 범인을 즉시 특정하는 것과 같은 발전이다.

더 나아가 아픈 주삿바늘로 조직을 떼어내는 대신, 피 한 방울로 암유전자를 찾아내는 액체 생체검사liquid biopsy 기술이 상용화되고 있다. 이 기술들이 보편화되면, 환자들은 고통 없이 자신에게 딱 맞는 최적의 항암제를 처방받을 수 있게 된다.

혁신의 대가는 혹독하다. 최신 면역항암제나 세포 치료제의 가격은 연간 수천만 원에서 수억 원을 호가한다. 미국에서는 항암 치료비 때문에 파산하는 환자가 속출하여 이를 암세포의 독성만큼이나 무섭다는 뜻의 '재정적 독성financial toxicity'이라고 부른다. 이제 각국 정부와 보험사는 "비싼 만큼 그 역할을 하라"고 요구하고 있다. 단순히 신약이라고 해서 가격을 비싸게 쳐주는 것이 아니라 환자의 삶을 얼마나 획기적으로 개선했는지 그 '가치'를 따져 가격을 매기겠다는 것이다. 심지어 약효가 있을 때만 돈을 지급하고, 효과가 없으면 환급해 주는 '성과 기반 계약' 모델까지 등장했다.

메시지는 분명하다. "과학적 성공이 곧 상업적 성공은 아니며, 환자의 접근성을 보장하지도 않는다." 규제는 점점 까다로워지고, 약값 압박은 거세지고 있다. 제약사들은 이제 약을 잘 만드는 것을 넘어 이 약이 사회적으로 얼마나 가치 있는지를 증명해야 하는 새로운 시험대에 섰다.

     면역항암제를 넘어서

항암제 개발의 미래 전망

지금까지 우리는 면역항암제 이후 펼쳐진 새로운 항암제 개발의 파노라마를 살펴보았다. ADC(항체-약물 결합체)라는 정밀 유도탄, RLT(방사성 치료제)라는 내부 피폭 기술, 그리고 불가능을 가능으로 바꾼 KRAS 표적 치료제까지. 과학은 끊임없이 진화하며 암을 포위해 들어가고 있다. 이제 마지막으로 이 거대한 흐름이 향하는 종착지를 전망해 보겠다.

미래 항암제 개발의 핵심 키워드는 '정밀 의료의 완성'과 '삶의 질'이다. 과거의 목표가 단순히 생명을 몇 개월 연장하는 것이었다면, 이제는 "그 시간을 어떻게 보낼 것인가"가 더 중요해졌다. 병상에 누워 고통 속에 보내는 1년보다 가족과 함께 일상을 누리는 6개월이 더 가치 있을 수 있다는 인식이 자리 잡고 있다. 이에 따라 최신 임상시험들은 통증 감소나 일상생활 가능 여부 같은 '환자가 체감하는 효과'를 중요한 성공 지표로 삼고 있다.

또한 AI와 액체 생체검사 기술의 발전은 환자 개개인에게 최적화된 치료법을 찾아줄 것이다. "당신의 유전자 지도와 생활습관을 분석한 결과, A와 B 약물을 순차적으로 쓰는 것이 최선이다"라는 AI의 처방이 보편화될 날이 머지않았다.

항암제 개발의 변방이었던 한국은 이제 중요한 기로에 서 있다. 삼성바이오로직스 등으로 대표되는 세계 최고 수준의 제조 능력과 우수한 임상시험 인프라는 분명 큰 자산이다. 글로벌 제약사들이 한국을 필수 파트너로 여기는 이유이다.

하지만 진정한 선도자가 되기 위해서는 패스트 팔로워 전략을 버려야 한다. 남들이 만든 약을 더 싸고 빠르게 만드는 것을 넘어 레고켐바이오LegoChem Biosciences의 ADC 플랫폼처럼 우리만의 독자적인 원천 기술을 확보해야 한다. 실패를 두려워하지 않는 모험 자본의 투자와 실패를 용인하고 자산으로 삼는 연구 문화가 뒷받침될 때, 한국에서도 세계를 놀라게 할 블록버스터 신약이 탄생할 수 있다.

1990년대만 해도 암은 곧 죽음의 선고였다. 하지만 불과 30년 만에 우리는 전이성 암 환자가 5년, 10년을 생존하는 기적을 목격하고 있다. 흑색종이나 만성골수백혈병은 이미 관리가 가능한 질환의 영역으로 들어왔다. 물론 췌장암이나 교모세포종처럼 여전히 정복되지 않은 요새가 남아 있기는 하다. 하지만 지난 10년의 눈부신 발전 속도를 볼 때, 낙관적인 전망을 계속 유지할 수 있을 것이다.

머지않은 미래에 암은 당뇨나 고혈압처럼 약을 복용하며 관리하는 만성질환이 될 것이다. 암이 공포의 대상이 아니라, 조금 불편해도 함께 살아갈 수 있는 동반자가 되는 시대. 항암제 개발의 가장 흥미진진한 챕터는 이제 막 시작되었을 뿐이다.

4장

뇌의 장벽을 넘어라

알츠하이머병과 파킨슨병 치료제의 기술 전쟁

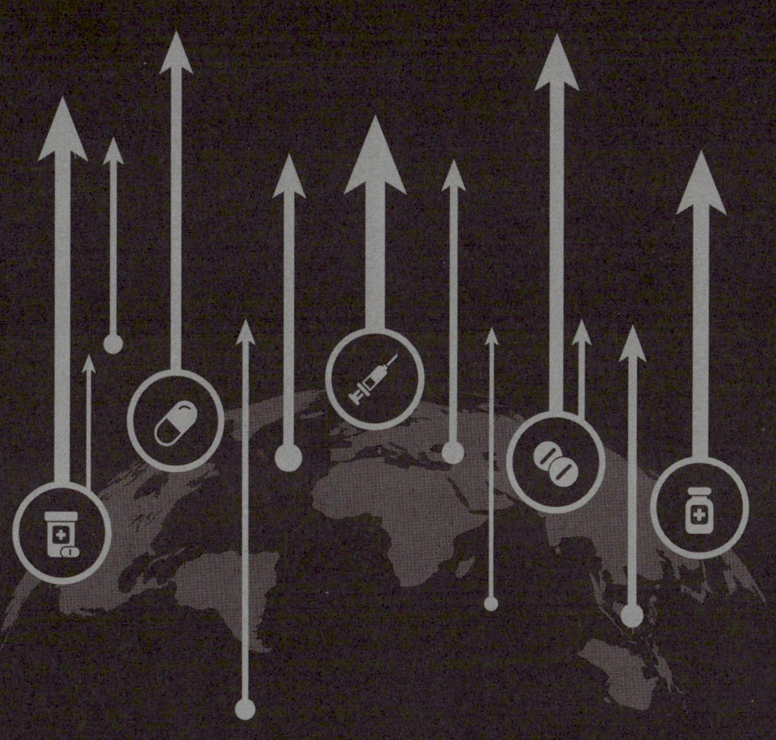

인류는 바야흐로 '회색 쇼크'의 시대를 맞이하고 있다. 2025년 현재, 전 세계 65세 이상 인구는 7억 명을 넘어섰고, 2050년에는 15억 명에 달할 것으로 예상된다. 장수는 인류에게 축복이지만, 그 이면에는 일찍이 경험하지 못한 거대한 공포가 도사리고 있다. 바로 '나를 잃어버리는 병', 뇌 질환의 급증이다.

이 순간에도 전 세계 5500만 명이 알츠하이머병으로 기억을 잃어가고 있으며, 몸이 굳어가는 파킨슨병 환자도 1000만 명을 넘어섰다. 이 질병들이 무서운 이유는 환자 한 사람의 고통에서 끝나지 않기 때문이다. 사랑하는 가족이 서서히 낯선 사람으로 변해가는 과정을 지켜봐야 하는 가족의 고통, 그리고 연간 1조 3000억 달러(약 1700조 원)에 달하는 천문학적인 사회적 비용은 우리 경제를 위협하는 뇌관이 되고 있다.

암도 정복해 가고 있는 시대에 우리는 왜 유독 뇌 질환 앞에서는 이토록 작아지는 걸까?

CNS 치료제는 왜 인류의 가장 어려운 숙제인가?

제약 산업에서 뇌 질환 치료제 개발은 '무덤'이라고 불린다. 지난 20년간 알츠하이머병 치료제 임상시험의 성공률은 고작 0.4%에 불과했다. 같은 기간 항암제의 성공률이 약 5%였던 것과 비교하면, 그 난이도가 얼마나 높은지 짐작할 수 있다. 글로벌 제약사들이 지난 30년 동안 6000억 달러가 넘는 돈을 쏟아부었지만, 그 성적표는 초라하기 짝이 없다.

도대체 무엇이 문제일까? 무엇보다 뇌는 그 어떤 장기와도 비교할 수 없을 정도로 압도적인 복잡성을 지닌다. 우리 뇌는 약 860억 개의 신경세포(뉴런)가 100조 개 이상의 연결(시냅스)을 맺고 있는 우주에서 가장 복잡한 기관이다. 어디가 고장 났는지 정확히 파악하는 것조차 현재 과학으로는 쉽지 않다.

하지만 진짜 범인은 따로 있다. 바로 '혈액-뇌 장벽blood-brain barrier, BBB'이라고 불리는 뇌의 독특한 방어 시스템이다. 1885년 독일의 의사 파울 에를리히Paul Ehrlich는 이상한 현상을 발견한다. 동물의 혈관에 푸른 염료를 주사했더니 온몸의 장기가 파랗게 물들었는데, 오직 뇌만 하얗게 남아 있었던 것이다. 뇌로 가는 혈관에 무언가 특별한 '검문소'가 있다는 사실이 처음 밝혀진 순간이었다.

BBB는 뇌혈관 세포들이 틈 없이 단단하게 맞물려 있는 구조이다. 이 장벽은 혈액 속에 떠다니는 바이러스, 세균, 독성 물질이 뇌라는 VIP 구역으로 침범하지 못하도록 철통같이 막는다.

뇌를 보호하기 위해 진화가 만든 최고의 방패인 셈이다. 문제는 이 방패가 너무 완벽해서 뇌를 치료하기 위해 보낸 약물조차 침입자로 간주한다는 점이다.

BBB는 아주 작은 분자(분자량 400~500달톤 이하)나 기름에 잘 녹는 성분만 겨우 통과시킨다. 하지만 우리가 개발한 대부분의 치매 치료제, 특히 항체 같은 강력한 바이오 의약품은 덩치가 너무 커서 이 문을 통과할 수 없다. 통계에 따르면 뇌 질환 치료제 후보 물질의 98%가 이 장벽을 넘지 못해 실패한다. 아무리 성능 좋은 소방차라도 길이 막혀 화재가 난 곳에 도달하지 못하면 무용지물인 것과 마찬가지다.

설상가상으로 이 장벽에는 '유출 펌프'라는 것도 있어서 어렵게 들어온 약물을 다시 혈관 밖으로 내쫓아버린다. 결국 뇌 질환 정복의 역사는 이 난공불락의 성벽, BBB를 뚫고 들어가기 위한 치열한 공성전攻城戰의 역사라고 해도 과언이 아니다.

알츠하이머병 치료의 혁명: 청소부와 소방수

알츠하이머병을 가장 직관적으로 설명하자면, 뇌라는 도시에 쓰레기가 쌓여 기능이 마비되는 현상이라고 할 수 있다. 우리 뇌는 활동하면서 끊임없이 노폐물을 만든다. 건강할 때는 이 노폐물들이 혈관을 통해 밖으로 씻겨나가지만, 나이가 들거나 시스템이 고장 나면 쓰레기가 뇌 속에 차곡차곡 쌓이기 시작한다.

이 쓰레기의 정체는 바로 '아밀로이드 베타amyloid beta'라는 단백질이다. 정상적인 상태에서는 물에 잘 녹아 배출되지만, 알츠하이머병 환자의 뇌에서는 이 단백질이 잘못 접히면서 끈적끈적한 덩어리(플라크)로 변해 신경세포에 들러붙는다. 마치 하수구에 기름때가 끼어 물이 내려가지 못하게 막는 것과 같다. 이 덩어리들은 단순히 길을 막는 데 그치지 않고 주변 신경세포를 독성으로 공격해 죽음에 이르게 한다. 지난 100여 년간 과학자들은 이 '아밀로이드 가설'을 믿고 연구에 매진해 왔다. "뇌 속에 쌓인 아밀로이드 찌꺼기만 치우면 기억이 돌아오지 않을까?"라는 단순하지만 강력한 믿음이었다. 하지만 현실은 냉혹했다. 쓰레기를 치우는 수많은 약물이 개발되었지만, 임상시험에서 번번이 실패했다. 쓰레기는 치웠지만, 기억력이 돌아오지 않거나 심각한 부작용이 발생했기 때문이다.

그러나 긴 겨울 끝에 드디어 희망의 싹이 텄다. 2023년, 에자이Eisai와 바이오젠Biogen이 공동 개발한 레켐비Leqembi(성분명 레카네맙lecanemab)가 미국 FDA의 정식 승인을 받으며 역사를 새로 썼다. 레켐비는 아밀로이드가 거대한 플라크 덩어리가 되기 전, 서로 엉겨 붙기 시작하는 단계(원섬유)를 집중적으로 공략하는 항체 치료제이다.

임상시험 결과는 고무적이었다. 18개월 동안 레켐비를 투여받은 초기 알츠하이머병 환자들은 위약군에 비해 인지 기능 저하 속도가 27% 늦춰졌다. "겨우 27%?"라고 반문할 수도 있다.

　　　　　　　　　　　　　　뇌의 장벽을 넘어라

하지만 진행성 질환인 치매에서 질병의 진행 속도를 27% 늦춰 시간을 번다는 것은 환자가 가족의 얼굴을 알아보고 스스로 식사 할 수 있는 '존엄한 시간'을 몇 달 혹은 몇 년 더 연장한다는 엄청난 의미가 있다. 실제 레켐비를 투여한 알츠하이머병 환자의 뇌 영상 PET을 보면 하얗게 덮여 있던 아밀로이드 플라크가 깨끗하게 청소된 것을 눈으로 확인할 수 있다.

뒤이어 등장한 일라이 릴리의 도나네맙donanemab은 더욱 공격적인 청소부이다. 이 약물은 아밀로이드 플라크 중에서도 이미 딱딱하게 굳어버린, 가장 독성이 강한 덩어리를 타깃으로 한다. 도나네맙의 가장 큰 특징은 '치료 중단'이 가능하다는 점이다. 청소를 하다가 뇌가 깨끗해졌다는 판정이 나오면 더 이상 약을 쓰지 않아도 된다. 평생 맞아야 하는 주사가 아니라 완치를 향해 한 걸음 더 다가간 개념인 셈이다. 실제로 임상 환자의 절반 가까이가 1년 만에 투약을 중단할 정도로 강력한 효과를 보였다.

하지만 이 강력한 항체 치료제들에는 피할 수 없는 치명적인 약점이 있다. 바로 'ARIA(아밀로이드 관련 영상 이상Amyloid-Related Imaging Abnormalities)'라고 불리는 뇌 영상 이상 소견이다. ARIA는 크게 두 가지로 나뉜다. 뇌가 퉁퉁 붓는 부종ARIA-E과 뇌의 미세한 혈관이 터져 피가 나는 출혈ARIA-H이다. 약을 썼는데 왜 뇌가 붓고 피가 날까? 그 이유는 치료제의 청소 방식이 너무 거칠기 때문이다.

현재의 항체 치료제들은 우리 몸의 면역세포를 깨워서 아밀로이드를 공격하게 만든다. 문제는 아밀로이드가 뇌세포 사이에만 있는 게 아니라 뇌혈관 벽에도 덕지덕지 붙어 있다는 점이다(뇌 아밀로이드 혈관병증). 항체가 혈관 벽에 붙은 아밀로이드를 억지로 뜯어내는 과정에서 혈관이 손상되고, 그 틈으로 체액이나 피가 새어 나온다. 또한 쓰레기를 치우기 위해 몰려든 면역세포들이 과도하게 흥분하여 염증 반응을 일으키기도 한다.

레켐비 임상 환자의 약 12.6%에서 뇌부종이, 17.3%에서 미세출혈이 발견되었다. 도나네맙은 그 비율이 더 높아서 뇌부종이 24%, 미세출혈이 31.4%에 달했다. 대부분은 증상을 느끼지 못한 채 자연스럽게 호전되나, 드물게 심한 두통이나 혼란, 발작을 동반하며 심각한 경우에는 사망에 이르는 사례도 보고되었다. 특히 알츠하이머병 유전자인 APOE4를 가진 환자들은 부작용 위험이 훨씬 높아 치료받고 싶어도 주저하게 만드는 큰 걸림돌이 되고 있다.

"염증을 일으키지 않고 쓰레기만 조용히 치울 수는 없을까?" 이 난제에 도전장을 내민 곳이 바로 한국의 바이오 벤처, 일리미스테라퓨틱스Illimis Therapeutics이다. 일리미스는 기존 약물들이 면역세포를 강제로 흥분시켜 청소하게 만드는 방식(Fc 수용체 이용)이 ARIA의 원인이라고 파악했다. 그래서 그 대안으로 우리 몸이 원래 가지고 있는 자연적인 청소 시스템인 'TAM 수용체'에 주목했다.

우리 몸에서는 매일 수많은 세포가 죽고 새로 태어난다. 몸의 입장에서 죽은 세포는 일종의 쓰레기지만, 우리 몸은 이를 치울 때 염증을 일으키지 않는다. 오히려 주변을 진정시키는 신호를 내보내며 조용히 먹어 치운다(사멸세포포식작용 efferocytosis). 이 과정을 담당하는 스위치가 바로 TAM 수용체이다.

일리미스가 개발한 '가이아 GAIA' 플랫폼은 이 원리를 모방한 이중 융합 단백질이다. 한쪽 팔로는 아밀로이드 쓰레기를 꽉 잡고, 다른 쪽 팔로는 면역세포의 TAM 수용체 스위치를 누른다. 이렇게 되면 면역세포는 아밀로이드를 적으로 간주해 공격하는 것이 아니라 자연스럽게 치워야 할 대사 부산물로 인식하고 조용히 삼켜버린다.

이 기술의 효과는 놀라웠다. 쥐를 이용한 실험에서 GA-IA(ILM01)는 기존 항체 치료제만큼 아밀로이드를 깨끗하게 제거하면서도 전임상 동물 모델에서 뇌부종이나 미세출혈 같은 부작용(ARIA)을 거의 일으키지 않았다. 조직 검사 결과, 염증 세포도 보이지 않았고, 오히려 신경세포를 보호하는 효과까지 관찰되었다.

일리미스의 혁신적인 기술력은 글로벌 제약사들의 이목을 집중시켰다. 2024년 10월, 알츠하이머병 치료제의 선두 주자인 일라이 릴리는 일리미스를 자사의 Catalyze360 프로그램 파트너로 선정했고, 2025년 9월에는 보스턴의 릴리 게이트웨이랩스에 입주하도록 하였다. 이는 글로벌 제약사가 한국 벤처의 기술을 ARIA 없는 차세대 알츠하이머병 치료제의 유력한 후보로 인정했다는 뜻이다.

이제 알츠하이머병 치료제 시장은 1세대인 '단순 제거'를 넘어 2세대인 '안전한 제거'로 진화하고 있다. 쓰레기를 치우기 위해 집에 불(염증)을 지르는 위험을 감수하지 않아도 되는 시대, 뇌를 보호하며 기억을 지켜내는 새로운 시대가 우리 곁으로 다가오고 있다.

뇌로 향하는 트로이 목마: 뇌의 성벽을 뚫어라

그리스 신화에 나오는 트로이 전쟁. 그리스 군대는 난공불락의 성벽을 넘기 위해 거대한 목마 안에 병사들을 숨겨 성 안으로 잠입하는 데 성공한다. 뇌 질환 치료제 개발의 역사는 현대판 '트로이 목마' 작전과 다를 바 없다. 우리가 정복해야 할 성벽은 바로 BBB이다.

우리 뇌의 무게는 겨우 몸무게의 2%밖에 되지 않지만, 전체 에너지의 20%를 소비하는 대식가이다. 산소와 포도당을 끊임없이 공급받아야 하는 장기인 것이다. 하지만 동시에 아주 까탈스럽다. 혈관 속의 바이러스나 독소는 절대 들이지 않겠다는 철벽 방어 태세를 갖추고 있다.

뇌혈관 세포들은 '밀착연접tight junction'이라는 단백질 지퍼로 꽉 잠겨 있다. 일반 혈관에는 세포 사이에 작은 틈이 있어 물질이 드나들 수 있지만, 뇌혈관에는 그런 조그만 구멍조차 없다. 오직 뇌가 허락한 영양분만이 전용 통로(수용체)를 통해 귀빈 대접을 받으며 들어간다. 반면, 우리가 만든 약물은 불청객 취급을

뇌의 장벽을 넘어라

받으며 98%가 쫓겨난다. 과학자들은 정면 돌파가 불가능하다는 것을 깨닫고 전략을 수정했다. "성벽을 부술 수 없다면, 뇌를 속여서 들어가자." 바로 BBB 셔틀shuttle 기술의 탄생이다.

뇌는 포도당이나 철분 같은 필수 영양소를 들여보낼 때 전용 엘리베이터를 사용한다는 점에 착안했다. 이 전용 엘리베이터를 타려면 특별한 신분증(리간드)이 있어야 한다. 과학자들은 약물에 이 신분증을 위조해서 달아주기로 했다. "저는 철을 운반하는 트랜스페린transferrin입니다. 문 좀 열어주세요." 약물이 이렇게 거짓말을 하면, 뇌의 검문소(수용체)는 깜빡 속아 문을 열어준다. 약물은 유유히 엘리베이터를 타고 뇌 안으로 들어가고, 목적지에 도착하면 신분증을 버리고 본색을 드러내며 병을 치료한다. 이것이 '수용체 매개 통과receptor-mediated transcytosis' 기술의 핵심이다.

이 분야의 선구자는 샌프란시스코의 바이오 기업 데날리테라퓨틱스Denali Therapeutics이다. 이들은 뇌가 걸신들린 듯이 철분을 필요로 한다는 점을 노렸다. 그 때문에 뇌혈관에는 철분을 실어나르는 트랜스페린 수용체TfR가 빼곡하게 박혀 있다.

데날리는 항체 치료제의 꼬리 부분인 Fc 도메인을 조작해 트랜스페린 수용체에 결합하도록 만들었다. 말하자면 가짜 철분 신분증을 만들어 약물이 뇌로 들어가게 한 셈이다. 기술의 핵심은 '얼마나 붙이느냐'에 있었다. 수용체를 너무 강하게 붙잡으면 뇌 안으로 들어간 뒤에도 떨어지지 않아 약물이 곧장 쓰레기통인 리소좀으로 보내져 분해되고 만다. 데날리는 이 붙었다가 떨어지는 타이밍을 절묘하게 조절하는 기술을 개발했다.

결과는 대성공이었다. 원숭이를 대상으로 실험했더니 셔틀을
단 항체가 일반 항체보다 뇌로 50배나 더 많이 들어갔다. 데날
리는 이 기술을 이용해 헌터증후군 치료제 DNL310을 개발했
고, 임상시험에서 환자들의 뇌 속 노폐물이 획기적으로 줄어드
는 것을 확인했다. 현재 FDA의 패스트 트랙 지정을 받았고, 조
만간 뇌 질환 치료의 새 역사를 쓸 것으로 기대된다.

미국의 데날리가 기술을 선도했다면, 실제 제품으로 결승선을
먼저 통과한 곳은 일본의 JCR 파마슈티컬스JCR Pharmaceuticals이
다. 이들도 데날리처럼 TfR을 이용했지만 접근 방식이 조금 달
랐다. 항체 전체가 아니라 항체의 일부 조각에 치료 효소를 직접
붙이는 제이브레인 카고J-Brain Cargo 기술을 선보였다.

2021년, JCR은 세계 최초로 BBB를 통과하는 헌터증후군 치
료제 이즈카고Izcargo를 일본에서 승인받았다. 기존 치료제는 증
상은 좋아지게 해도 뇌 기능이 망가지는 것을 막지 못했다. 약이
뇌로 들어가지 못했기 때문이다. 하지만 이즈카고는 달랐다. 아
이들의 뇌 발달 지표가 안정화되고, 언어 능력이 향상되는 기적
을 보여주었다. ‘BBB는 절대 넘을 수 없다’던 오랜 고정관념이
깨지는 순간이었다.

여기서 우리의 가슴을 뛰게 하는 이름이 등장한다. 바로 한국
의 에이비엘바이오이다. 전 세계가 “철분 수송로(TfR)가 정답이
야!”라고 외치며 한 우물을 팔 때, 에이비엘바이오는 남들이 보
지 못한 다른 길을 찾았다. 바로 IGF1R(인슐린유사성장인자1 수용

    뇌의 장벽을 넘어라

체(Insulin-like Growth Factor I Receptor)이라는 또 다른 VIP 통로이다.

철분 수송로는 너무 붐빈다. 우리 몸에 꼭 필요한 철분이 수시로 드나들어야 하는데, 외부에서 들어온 약물까지 끼어들면 교통 체증이 생기거나 빈혈 같은 부작용이 생길 위험이 크다. 반면 에이비엘바이오가 찾아낸 IGF1R은 상대적으로 한산하면서도 뇌로 가는 효율이 뛰어난, 그야말로 숨겨진 '지름길'이었다.

에이비엘바이오는 이 통로를 이용하는 '그랩바디-B Grabody-B'라는 이중항체 플랫폼을 개발했다. 이는 항체에 두 개의 팔을 달아준 것이다. 한쪽 팔은 뇌 장벽을 통과하는 티켓(IGF1R)을 꽉 잡고, 다른 쪽 팔은 뇌 안에서 없애야 할 타깃(파킨슨병의 원인 단백질 등)을 잡는다. 뇌 안으로 셔틀을 타고 들어가서 내리자마자 바로 임무를 수행하는 특수부대원과 같다.

이 독보적인 기술은 연이어 '잭팟'을 터뜨리며 세계를 놀라게 했다. 2022년 사노피와의 빅딜에 이어 2025년 4월, 글로벌 제약사 글락소스미스클라인 GlaxoSmithKline, GSK과 약 26억 5000만 달러(약 4조 1100억 원) 규모의 기술 이전 계약을 체결하며 국제적 도약의 신호탄을 쏘아 올렸다. 하지만 진짜 놀라운 소식은 2025년 겨울에 찾아왔다.

2025년 11월, 비만 치료제와 알츠하이머병 치료제로 세계 제약 업계 시가총액 1위에 등극한 거인 일라이 릴리가 에이비엘바이오의 문을 두드린 것이다. 릴리는 GSK와 맞먹는 약 26억 달러(약 3조 8000억 원) 규모의 기술 이전 계약을 체결했다. 이로써 에이비엘바이오는 한 해에만 두 곳의 글로벌 제약사와 조 단위 계약을 맺는 기염을 토했다.

더욱 의미심장한 것은 릴리의 행보였다. 그들은 단순히 기술만 빌려 가는 것에 그치지 않고, 에이비엘바이오에 220억 원 규모의 지분 투자를 단행했다. 릴리가 한국 바이오 기업의 주식을 직접 사들이며 주주가 된 것은 이번이 처음이다. 이는 단순한 비즈니스 파트너를 넘어 에이비엘바이오의 기술력을 신뢰하고 미래를 함께하겠다는 '혈맹'이나 다름없는 선언이다. GSK에 이은 릴리의 합류로 에이비엘바이오의 그랩바디-B는 명실상부한 '뇌 약물 전달의 글로벌 표준'으로 공인받았다. 이제 전 세계 제약사들은 자신들이 개발한 치매약과 파킨슨약을 에이비엘바이오의 셔틀에 태워 뇌로 보내기 위해 줄을 서고 있다. 한국의 기술이 굳게 닫힌 뇌의 성문을 여는 가장 확실한 열쇠임을 전 세계가 인정한 것이다.

BBB 셔틀 기술로 약물을 변형시켜 몰래 들어가는 것이 '스파이 작전'이라면, 아예 물리적으로 성문을 잠시 열어젖히는 대담한 방법도 있다. 바로 집속초음파focused ultrasound, FUS 기술이다. 원리는 생각보다 간단하지만 기발하다. 환자의 혈관에 아주 미세한 공기 방울microbubbles을 주사한다. 이 방울들은 평소에는 별다른 작용을 하지 않는다. 그런데 뇌의 특정 부위에 초음파를 쏘면, 그 지점을 지나던 공기 방울들이 초음파의 에너지를 받아 진동하기 시작한다. "부르르르!" 공기 방울이 춤추듯 진동하면, 그 물리적인 힘 때문에 꽉 닫혀 있던 뇌혈관 세포 사이의 지퍼(밀착연접)가 일시적으로 느슨해지고, 바로 그 틈을 타서 혈액

      뇌의 장벽을 넘어라

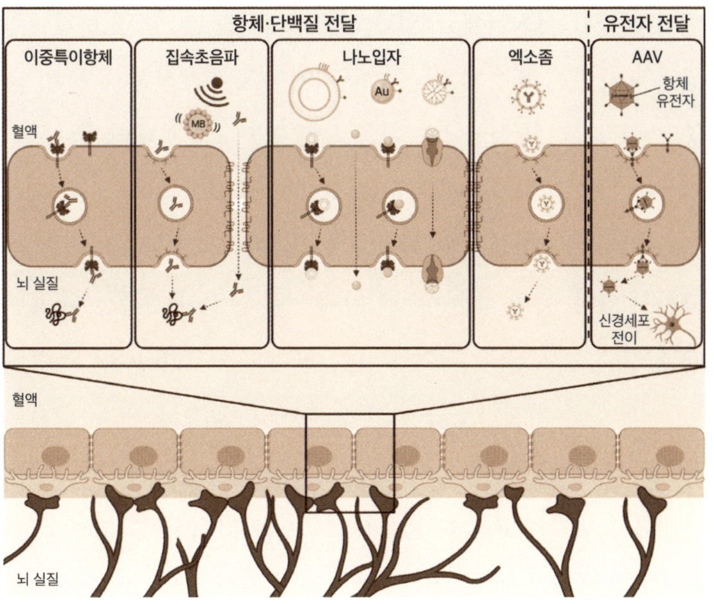

그림5 BBB를 통과해 항체·단백질·유전자를 전달하는 주요 전략들
출처: Rinie Bajracharya, et al. 2014. doi.org/10.3390/pharmaceutics13122014

속에 있던 약물이 뇌 안으로 쏟아져 들어가는 것이다. 몇 시간이 지나면 진동이 멈추고 뇌 장벽은 다시 안전하게 닫힌다.

이 기술의 가장 큰 장점은 약물을 가리지 않는다는 것이다. 항체든, 화학약품이든, 유전자 치료제든 상관없다. 초음파만 쏘면 이미 개발된 약도 뇌로 보낼 수 있다. 또한 뇌 전체가 아니라 병이 있는 부위만 콕 집어서 문을 열 수 있다는 정밀함도 갖췄다. 이스라엘의 인사이텍Insightec이 이 기술을 선도하고 있으며, 이미 알츠하이머병과 파킨슨병 환자를 대상으로 임상을 진행 중이다. 한국의 뉴머스NEUMOUS도 독자적인 기술로 도전장을 내밀었다. 뉴머스는 거대한 MRI 장비 안에서 시술해야 하는 기존 방식의 불편함을 없애고, 일반 진료실에서도 쓸 수 있는 간편한 장비를 개발해 비용과 접근성을 획기적으로 개선하려 한다. 뇌 종양처럼 강력한 항암제를 뇌 깊숙이 고농도로 보내야 할 때, 이 초음파 기술은 환자에게 새로운 희망이 될 것이다.

이 외에도 과학자들은 뇌로 침투하기 위한 다양한 방법을 연구하고 있다. 아주 작은 나노입자에 약물을 담아 포장한 뒤 표면에 뇌로 가는 주소를 적어 보내는 방법도 있다. mRNA 백신을 만들 때 썼던 지질나노입자lipid nanoparticle, LNP 기술을 뇌 질환에 응용하려는 시도이다.

또한 유전자 치료제를 실어 나르는 바이러스(아데노연관바이러스adeno-associated virus, AAV)의 껍데기를 개량해서 뇌 장벽을 잘 뚫고 지나가게 만드는 연구도 활발하다. JCR이 개발 중인 JUST-AAV 같은 기술은 뇌로 가는 효율은 높이고 간에 쌓이는 독성은 줄여 유전자 치료의 안전성을 높이고 있다.

오랜 시간 뇌는 난공불락의 요새였다. 수많은 신약 후보 물질들이 BBB라는 거대한 벽 앞에서 좌절하고 사라졌다. 하지만 이제 그 벽에 균열이 가기 시작했다. 데날리와 JCR의 셔틀 기술은 벽을 넘는 지도를 그렸고, 에이비엘바이오와 인사이텍은 그 지도를 따라 더 넓은 길을 닦고 있다.

시장 조사 기관들은 BBB 투과 기술 시장이 2030년까지 매년 10~15%씩 폭발적으로 성장해 150억 달러(약 20조 원) 규모에 이를 것으로 전망한다. 이것은 단순한 돈의 문제가 아니다. 뇌 질환 치료의 패러다임이 '불가능'에서 '가능'으로 바뀌고 있다는 신호이다.

이제 우리는 뇌의 성벽 너머로 원하는 약물을 원하는 곳에, 원하는 만큼 보낼 수 있는 시대를 눈앞에 두고 있다. 트로이 목마가 성문을 열었듯, 이 혁신적인 기술들은 치매와 파킨슨병이라는 적을 정복할 결정적인 승부처가 될 것이다.

파킨슨병:
멈춰버린 시계태엽을 다시 감다

우리 몸은 정교한 오케스트라와 같다. 손가락을 움직이고, 걸음을 떼고, 표정을 짓는 모든 순간마다 뇌라는 지휘자가 신호를 보낸다. 이때 지휘봉 역할을 하는 것이 바로 '도파민dopamine'이라는 신경전달물질이다. 도파민은 우리 몸이 부드럽고 유연하게 움직일 수 있도록 돕는 윤활유이자 동작의 시작을 알리는 신호탄이다.

파킨슨병은 이 지휘자가 무대에서 사라지는 병이다. 뇌 깊숙한 곳에 있는 '흑질substantia nigra'에서 도파민을 만들어내는 공장(신경세포)들이 원인 모르게 문을 닫기 시작한다. 도파민이 60~80% 이상 사라지면 우리 몸은 통제력을 잃는다. 손이 제멋대로 떨리고(진전), 근육이 뻣뻣하게 굳으며(경직), 움직임이 느려지다가(서동) 결국에는 바닥에 발이 붙어버린 듯 꼼짝달싹 못하게 된다. 더 무서운 것은 이 병이 단순히 운동만의 문제가 아니라는 점이다. 환자의 절반 이상이 우울증을 겪고, 많은 이가 치매로 진행되며, 냄새를 맡지 못하거나 심각한 변비와 수면 장애에 시달린다. 파킨슨병은 환자의 몸을 가두고, 서서히 영혼까지 갉아먹는 잔인한 감옥이다.

1960년대, 인류는 이 감옥의 열쇠를 발견했다고 믿었다. 바로 '엘도파L-DOPA'의 등장이다. 도파민은 뇌 장벽을 통과하지 못하지만, 그 원료인 엘도파는 통과할 수 있다는 점을 이용한 것이다. 휠체어에 앉아 있던 환자들이 엘도파를 먹고 일어나 걷는 모습은 영화 〈사랑의 기적Awakenings〉의 소재가 될 만큼 극적이었다. 하지만 이 '허니문'은 영원하지 않았다. 엘도파는 부족한 도파민을 채워줄 뿐 도파민 공장이 파괴되는 것 자체를 막지는 못하기 때문이다. 약을 먹은 지 5~10년이 지나면, 약효가 뚝뚝 떨어지는 약효 소진wearing-off 현상이 찾아온다. 처음엔 하루 세 번만 먹어도 괜찮았지만, 나중엔 약을 먹어도 2~3시간 만에 다시 몸이 굳어버린다.

설상가상으로 '이상운동증dyskinesia'이라는 부작용이 환자를 괴롭힌다. 도파민 농도가 널뛰기하면서 몸이 의지와 상관없이 춤추듯 비틀리거나 팔다리가 제멋대로 움직이는 현상이다. 결국 환자는 약을 먹으면 몸이 춤을 추고, 약기운이 떨어지면 돌처럼 굳어버리는 진퇴양난에 빠지게 된다. 우리에게는 단순히 증상을 가리는 마스크가 아니라, 고장 난 시계태엽을 원상 복구할 수 있는 '진짜 치료제(질병조절치료제disease-modifying therapy, DMT)'가 절실했다.

　　　　　　　　　　　　　　　　　뇌의 장벽을 넘어라

과학자들은 도파민 공장을 파괴하는 주범으로 '알파시누클레인α-synuclein'이라는 단백질을 지목했다. 정상적인 상태에서는 신경 신호 전달을 돕는 착한 단백질이지만, 파킨슨병 환자의 뇌에서는 이들이 서로 엉겨 붙어 '루이소체Lewy dody'라는 독성 쓰레기 덩어리를 만든다. 이 덩어리들은 마치 전염병처럼 신경세포 사이를 옮겨 다니며 멀쩡한 세포들을 차례로 오염시키고 죽인다. "그렇다면 이 나쁜 단백질이 뭉치지 못하게 하거나, 옆 세포로 옮겨가는 길목을 차단하면 되지 않을까?" 이 아이디어에서 출발한 것이 바로 항체 치료제이다. 로슈의 프라시네주맙prasinezumab 등이 도전에 나섰지만, 아직 완벽한 성공을 거두지는 못했다.

하지만 희망은 있다. 앞서 소개한 한국의 에이비엘바이오가 개발 중인 ABL301이 바로 이 알파시누클레인을 타깃으로 한다. ABL301은 그랩바디-B 셔틀을 타고 뇌 장벽을 통과해 뇌 속에 숨어 있는 알파시누클레인 덩어리를 낚아채 제거하도록 설계되었다. 현재 글로벌 제약사 사노피와 함께 임상시험 진행 중이며, 이 약이 성공한다면 파킨슨병의 진행을 멈추는 최초의 치료제가 될 가능성이 있다.

파킨슨병 치료의 가장 놀라운 반전은 엉뚱한 곳에서 등장했다. 바로 당뇨병과 비만 치료제로 전 세계를 강타한 GLP-1 유사체(삭센다, 위고비 등)이다. 앞에서 살펴봤듯, 이 약은 췌장에 작용해 인슐린을 나오게 하고 식욕을 억제한다. 그런데 알고 보니 뇌에도 GLP-1 수용체가 있었고, 이 약이 뇌세포를 보호하고 염증을 줄이는 효과가 있다는 사실이 밝혀진 것이다. 런던

대학교 연구팀이 파킨슨병 환자들에게 당뇨약인 엑세나타이드 exenatide를 투여했더니 위약을 맞은 환자들보다 운동 능력이 훨씬 덜 나빠졌다. 심지어 약을 끊은 뒤에도 그 효과가 지속되었다. 이는 단순한 증상 완화가 아니라 뇌세포가 죽는 것을 막아주었다는 뜻이다.

현재 노보 노디스크 같은 비만 치료제 강자들은 뇌 장벽을 더 잘 통과하도록 개량한 파킨슨병 전용 GLP-1 약물을 개발하고 있다. 살 빼는 약이 뇌를 살리는 약으로 재탄생하는 약물 재창출 drug repurposing의 가장 성공적인 사례로 거듭나고 있다.

한편, 고장 난 부품을 고쳐 쓰는 것이 어렵다면, 아예 새 부품으로 갈아 끼우면 어떨까? SF 영화 같은 상상이 '세포 치료제'를 통해 현실이 되고 있다. 바이엘의 자회사 블루락테라퓨틱스 BlueRock Therapeutics는 배아줄기세포를 이용해 싱싱한 도파민 신경세포를 대량으로 만들었다. 그리고 이를 파킨슨병 환자의 뇌(선조체)에 직접 이식하는 수술을 진행했다. 결과는 기적과도 같았다. 이식된 세포들은 환자의 뇌 속에 뿌리를 내리고(생착), 잃어버린 도파민을 다시 뿜어내기 시작했다. 환자들은 약을 줄이고도 더 잘 움직일 수 있게 되었다.

더 나아가 유전자 치료는 뇌세포의 설계도를 바꾸고자 한다. AADC 유전자 치료는 뇌세포에 도파민을 만드는 효소(방향족L-아미노산탈탄산효소aromatic L-amino acid decarboxylase, AADC) 유전자를 집어넣어 일반 세포를 '도파민 공장'으로 변신시킨다. 한 번의 수술로 뇌가 스스로 도파민을 만들게 하는 것이다. 또한 파킨슨병을 유발하는 유전자인 GBA1 변이를 가진 환자에게 정상 유전자를 넣어주는 맞춤형 치료도 임상시험이 한창이다.

파킨슨병 치료제 시장은 이제 60년 묵은 엘도파의 시대를 지나 질병의 근본 원인을 해결하는 시대로 진입하고 있다. 알파시누클레인이라는 쓰레기를 치우고(항체), 죽어가는 세포를 보호하며(GLP-1), 심지어 새로운 세포로 뇌를 채우는(줄기세포) 기술들이 동시다발적으로 경쟁하고 있다.

물론 아직 넘어야 할 산은 많다. 하지만 멈춰버린 환자들의 시계태엽을 다시 감기 위한 과학자들의 노력은 그 어느 때보다 뜨겁다. 머지않은 미래에 파킨슨병 환자들이 다시 리듬에 맞춰 춤출 수 있는 날이 오기를 기대해 본다.

마음의 병부터 희귀병까지: 넓어지는 전선

우리가 싸워야 할 전장은 치매와 파킨슨병뿐만이 아니다. 현대인의 영혼을 잠식하는 우울증부터 몸을 서서히 마비시키는 희귀 유전 질환, 그리고 예고 없이 찾아오는 뇌졸중까지. 뇌 질환의 전선은 넓고도 깊다. 다행히 이 험난한 전장 곳곳에서도 새로운 승전보가 들려오고 있다.

우울증을 흔히 '마음의 감기'라고 부르지만, 사실 이는 뇌 회로의 고장에 가깝다. 지난 30년간 인류는 세로토닌이라는 호르몬을 조절하는 약물(SSRI 등)에 의존해 왔다. 하지만 이 약들은 효과가 나타나기까지 여러 주가 걸리고, 환자 3명 중 1명은(치료 저항성 우울증) 전혀 효과를 보지 못하는 한계가 있었다.

최근에는 과거 금기시되던 물질들이 정신의학의 구세주로 떠오르고 있다. 대표적인 것이 바로 케타민ketamine이다. 원래 마취제로 쓰이던 이 물질은 뇌의 글루타메이트 시스템을 건드려 고장 난 뇌 회로를 순식간에 '재부팅'한다. 존슨&존슨은 이를 개량해 코에 뿌리는 스프라바토Spravato(성분명 에스케타민esketamine)를 내놓았다. 몇 주가 아니라 단 몇 시간 만에 자살 충동을 잠재우는 이 약은 응급 우울증 환자에게 생명줄이 되고 있다.

더 파격적인 변화는 환각제psychedelics의 귀환이다. 마법버섯의 성분인 실로시빈psilocybin이나 클럽 마약으로 불리던 엑스터시ecstasy(3,4-메틸렌디옥시메트암페타민3,4-methylenedioxymethamphet-amine, MDMA)가 그 주인공이다. 컴퍼스패스웨이즈COMPASS Path-ways의 연구에 따르면, 실로시빈을 단 한 번 투여받고 심리 치료를 병행한 환자들은 굳어버린 사고의 틀이 깨지면서 오랫동안 우울증 증상이 호전되었다. 이는 마치 뇌라는 눈 덮인 산에 새로운 길을 내는 것과 같다. MDMA 역시 PTSD(외상후스트레스장애) 환자들이 공포심 없이 트라우마와 마주하고 이를 극복하도록 돕는 강력한 도구로 인정받고 있다.

몇 년 전 세계를 강타했던 '아이스버킷 챌린지'. 온몸의 근육이 서서히 마비되어 결국 숨 쉬는 것조차 힘들게 만드는 근위축성측삭경화증(루게릭병)을 알리기 위한 캠페인이었다. 이 잔

인한 병에도 유전공학의 빛이 스며들고 있다. 특히 유전자 변이(SOD1 등)가 원인인 경우, 안티센스 올리고뉴클레오타이드anti-sense oligonucleotide, ASO라는 기술이 희망이 되고 있다. ASO는 잘못된 유전 정보가 담긴 설계도(mRNA)에 딱 달라붙어 단백질이 만들어지지 못하게 막는 '유전자 스티커'이다. 바이오젠의 토퍼센Tofersen이 이 기술로 FDA 승인을 받으며, 유전성 루게릭병 환자들에게 첫 희망을 쏘아 올렸다.

물론 실패의 아픔도 있다. 기대를 모았던 아밀릭스Amylyx의 렐리브리오Relyvrio는 후속 임상에서 효능 입증에 실패해 시장에서 자진 철수했다. 하지만 이 실패조차도 헛되지 않다. 과학자들은 실패를 디딤돌 삼아 더 정교한 치료제를 설계하고 있기 때문이다.

저주받은 춤이라 불리는 '헌팅턴병' 역시 마찬가지이다. 유전자가위나 ASO를 이용해 독성 단백질을 만드는 유전자만 골라서 꺼버리는 연구가 치열하게 진행 중이다. 로슈와 아이오니스Ionis Pharmaceuticals같은 기업들이 시행착오를 겪으면서도 끈질기게 이 유전자의 저주를 풀기 위한 해독제를 개발하고 있다.

"시간이 곧 뇌다Time is Brain." 뇌졸중이 발생하면 매 순간 신경세포가 죽어간다. 막힌 혈관을 뚫어주는 것이 급선무지만, 그것만으로는 부족하다. 최근에는 혈류가 차단된 상황에서도 신경세포가 버틸 수 있게 해주는 '신경 보호제' 개발이 한창이다. 뇌졸중 후 뇌세포의 사멸을 막는 네리네타이드nerinetide 같은 약물이 임상시험에서 가능성을 보여주었다.

또한, 내 몸의 면역세포가 나의 신경을 공격하는 다발성 경화증에서는 BTK 억제제라는 새로운 무기가 등장했다. 이는 뇌 속의 면역세포(미세아교세포microglia)가 날뛰지 않도록 진정시키는 약물로, 뇌 안으로 직접 들어가 신경 손상을 막아준다.

우울증, ALS, 헌팅턴병…. 이 질환들은 치매나 파킨슨병에 비해 환자 수는 적을지 몰라도 그 고통의 깊이는 절대 얕지 않다. 다행히 과학기술의 발전은 '돈이 되지 않는다'는 이유로 외면받던 이 희귀하고 어려운 질병에도 공평한 기회를 제공하고 있다. 마약이 약이 되고, 유전자를 테이프로 붙여버리는 상상 초월의 기술들이 이제 환자 곁으로 다가오고 있다. 전선은 넓어졌고, 우리의 무기는 더욱 강해지고 있다.

규제라는 이름의 신호등: 더 빨리, 더 정확하게

환자에게 시간은 곧 생명이다. 죽어가는 뇌세포가 치료제가 개발되기까지 기다려주지 않으니 말이다. 그래서 심판관 역할을 하는 규제 당국도 신약 개발이라는 고속도로에 하이패스(가속 승인) 차선을 뚫어주기 시작했다. 전통적으로 신약이 승인받으려면 "환자가 실제로 더 오래 사는가?", "기억력이 좋아져서 일상생활이 편해졌는가?"를 입증해야 한다. 하지만 알츠하이머병처럼 진행이 아주 느린 병에서 이 결과를 확인하려면 5년,

                                            뇌의 장벽을 넘어라

10년이 걸린다. 환자들은 그사이 죽어가고 만다.

그래서 도입된 것이 '가속 승인 제도'이다. "뇌 사진을 찍어보니 아밀로이드 쓰레기가 확실히 줄었네? 그럼 증상도 좋아질 거라 믿고 일단 판매를 허가해 줄게. 대신 나중에 확실한 효과를 증명해." 규제 당국은 이런 식의 조건부 허가증을 발급하기 시작했다. 레켐비가 바로 이 제도를 통해 빠르게 환자에게 닿을 수 있었다. 물론 위험도 있다. 바이오젠의 아두헬름Aduhelm이라는 약은 뇌의 쓰레기는 치웠지만 기억력 개선 효과가 불분명해 논란 끝에 시장에서 퇴출당했다. 이는 속도와 정확성 사이에서 줄타기해야 하는 규제 당국에 큰 교훈을 남겼다.

이 속도전을 가능하게 만든 일등 공신은 바이오마커 기술이다. 예전에는 환자가 죽어서 뇌를 부검해 보기 전까지는 알츠하이머병을 확진하기 어려웠다. 하지만 이제는 기술이 발전했다. PET으로 뇌 속의 아밀로이드와 타우 단백질 분포를 지도처럼 훤히 들여다볼 수 있게 되었다. 최근에는 더 나아가 피 한 방울로 알츠하이머병 위험 단백질을 찾아내는 혈액 검사 기술이 게임 체인저로 등장했다. 이는 천문학적인 비용과 시간이 드는 임상시험의 효율을 획기적으로 높여준다. 마치 목적지까지 가는 가장 빠른 길을 알려주는 내비게이션처럼 바이오마커는 신약 개발의 실패 확률을 줄이고 승인 속도를 앞당기는 핵심 열쇠가 되고 있다.

1억 원짜리 주사, 누가 감당할 것인가?

기술은 눈부시게 발전했지만, 우리 앞에는 냉혹한 현실의 계산서가 놓여 있다. 역시나 '돈'이 문제이다. 혁신적인 치료제들이 등장하면서 인류는 이제 질병이 아니라 비용과 싸워야 하는 상황에 직면했다.

최신 알츠하이머병 치료제 레켐비의 미국 연간 약값은 약 2만 6500달러(약 3500만 원)이다. 여기에 주기적으로 찍어야 하는 뇌 MRI 비용, 병원 진료비, 주사 비용 등을 합치면 환자 한 명당 1년에 5만 달러에서 8만 달러(약 7000만 원~1억 원)가 든다.

이 막대한 비용을 환자 개인이 온전히 부담하기는 불가능에 가깝다. 결국 국가의 건강보험 재정이 투입되어야 하는데, 고령화로 인해 환자가 기하급수적으로 늘어나는 상황에서 이는 국가 재정을 위협하는 뇌관이 되고 있다.

각국 정부의 계산기는 바쁘게 돌아간다. 미국 정부(메디케어·메디케이드 서비스 센터CMS)는 엄격한 조건을 달아 보험 적용을 시작했다. "확실하게 진단받고, 의사가 꼼꼼히 모니터링하는 환자에게만 돈을 대주겠다"라는 것이다. 반면 영국이나 유럽 국가는 더 보수적이다. "이 비싼 약을 써서 얻는 효과(기억력 유지)가 투입하는 비용만큼의 가치가 있는가?"라는 질문에 아직 확신을 갖지 못했기 때문이다.

하지만 약값이 비싸다고 치료를 포기할 수는 없다. 치료하지 않았을 때 치러야 할 대가가 훨씬 더 크기 때문이다. 치매 환자

한 명을 돌보는 데 드는 간병비, 요양 시설 비용, 그리고 가족이 일을 그만두면서 발생하는 생산성 손실은 상상을 초월한다. 한 연구에 따르면 알츠하이머병의 진행을 2년만 늦춰도, 2050년까지 수천조 원의 사회적 비용을 아낄 수 있다고 한다.

결국 "지금 비싼 약값을 낼 것인가, 나중에 더 큰 사회적 비용을 치를 것인가"의 문제이다. 이에 대한 대안으로 약효가 있을 때만 돈을 받는 '가치 기반 가격제value-based pricing' 같은 새로운 모델도 논의되고 있다. 뇌 질환 치료제 시장은 2030년까지 폭발적으로 성장할 것이다. 이 거대한 시장이 단순히 제약사의 배를 불리는 것이 아니라 인류 전체의 부담을 줄이는 방향으로 나아가기 위해서는 사회적 합의와 지혜가 필요하다.

미래의 뇌 치료: SF가 현실로

지금까지 우리는 뇌 질환 치료의 최전선에서 벌어지고 있는 치열한 전투들을 살펴보았다. 뇌의 성벽을 뚫고, 아밀로이드라는 쓰레기를 치우며, 죽어가는 신경세포를 되살리려는 노력은 이제 막 첫 번째 결실을 보기 시작했다. 그렇다면 앞으로 다가올 10년, 뇌 질환 치료의 풍경은 어떻게 바뀔까?

우리는 지금 거대한 패러다임의 전환점에 서 있다. 과거의 의학이 평균적인 환자를 위한 '기성복' 같은 치료였다면, 미래의 의학은 단 한 사람을 위한 '최고급 맞춤 정장'으로 진화할 것이

다. 그리고 이 변화는 생물학을 넘어 디지털 기술과 결합하며 SF
에서나 보던 일들을 현실로 만들어낼 것이다.

미래의 병원 풍경을 상상해 보자. 진료실에 들어선 환자에게
의사는 청진기 대신 유전자 분석 리포트를 먼저 내밀 것이다.
2000년대 초반만 해도 수조 원이 들던 인간 유전체 분석 비용은
이제 100만 원 이하로 떨어졌다. 이는 누구나 자신의 유전자 지
도를 가질 수 있는 시대가 왔음을 의미한다.

이 지도는 치료의 나침반이 된다. 예를 들어 알츠하이머병 환
자 중에서도 APOE4 유전자를 가진 사람은 특정 항체 치료제에
부작용(뇌부종 등)을 일으킬 확률이 높다. 의사는 이 정보를 바탕
으로 “환자분은 항체 주사 대신, 부작용 위험이 없는 GAIA 플랫
폼 기반의 약물을 쓰거나 유전자 치료를 받는 것이 좋겠습니다”
라고 처방할 것이다. 파킨슨병 역시 마찬가지이다. GBA1이나
LRRK2 같은 특정 유전자 변이가 확인된 환자에게는, 해당 변이
만 겨냥하는 정밀 표적 치료제가 투여될 것이다.

여기에 AI라는 강력한 조수까지 가세한다. 인간 의사의 눈으
로는 MRI나 PET 영상에서 미세한 뇌 위축을 다 찾아내기 어렵
다. 하지만 수백만 장의 데이터를 학습한 AI는 증상이 나타나기
수년 전, 뇌세포가 아주 조금 변하기 시작한 그 순간을 포착해
낸다.

진단은 병원 밖에서도 이어진다. 환자가 차고 있는 스마트워
치는 24시간 내내 걸음걸이, 수면 패턴, 미세한 손 떨림을 감지
한다. 파킨슨병 환자의 증상이 언제 나빠지는지, 약효가 언제 떨

　　　　　　　　　　　　　　　　뇌의 장벽을 넘어라

어지는지를 실시간으로 분석해 주치의에게 전송한다. 우리는 이제 1년에 한두 번 병원에 가서 "요즘 어떠세요?"라는 질문에 기억을 더듬어 대답하는 것이 아니라, 데이터에 기반한 상시적인 케어를 받게 되는 것이다.

암이나 에이즈 치료가 정복될 수 있었던 비결은 칵테일 요법이었다. 한 가지 약물로는 끈질긴 바이러스나 암세포를 이길 수 없기에, 여러 약물을 섞어 다각도로 공격하는 전략이다. 뇌 질환치료도 이 길을 가게 될 것이다.

미래의 알츠하이머 처방전은 이런 모습일지 모른다. "먼저 항체 치료제로 뇌 속에 쌓인 아밀로이드 쓰레기를 대청소하고, 동시에 타우 단백질이 퍼지지 않게 막는 약을 씁니다. 여기에 뇌세포의 기초 체력을 올려주는 GLP-1 유사체(신경 보호제)를 칵테일처럼 섞어 투여합시다."

더 나아가 아예 병이 생길 틈을 주지 않는 '예방'이 의학의 중심이 될 것이다. 알츠하이머병은 기억력이 떨어지기 15~20년 전부터 뇌 속에 쓰레기가 쌓이기 시작한다. 미래에는 50세가 되면 건강검진에서 혈액 검사로 뇌 건강을 체크하고, 위험 신호가 보이면 '치매 예방 백신'을 맞게 될 것이다. 마치 독감 예방 주사를 맞듯, 뇌 질환도 미리 관리하는 만성질환이 되는 것이다. 여기에 운동, 식단, 수면 관리 같은 라이프스타일 교정 프로그램이 디지털 치료제 형태로 처방되어 약물의 효과를 극대화할 것이다.

우리가 레켐비나 엘도파 같은 현재의 영웅들에 환호하는 사이 실험실 깊은 곳에서는 이들을 뛰어넘을 차세대 기술들이 무섭게 성장하고 있다. 글로벌 제약사들이 호시탐탐 노리고 있는 미래의 뇌 치료 시장을 뒤흔들 '숨은 챔피언'들을 주목해야 한다. 이들은 기존의 상식을 뒤집는 혁신적인 접근법으로 무장하고 있다.

뇌의 면역 군대를 지휘한다: 알렉터

지금까지의 치매 약이 쓰레기(아밀로이드) 자체에 집중했다면, 바이오텍 알렉터Alector는 쓰레기를 치우는 청소부에 주목했다. 우리 뇌 속에는 미세아교세포라는 면역세포가 살고 있다. 평소에는 뇌를 청소하고 지키는 파수꾼이지만, 나이가 들면 지치고 늙어서 일을 안 하게 된다. 알렉터는 이 게으른 청소부의 등짝을 때려 다시 일하게 만드는 스위치 TREM2를 발견했다. 이 스위치를 켜주는 항체(AL002)를 투여하면, 늙은 면역세포가 다시 젊은 시절처럼 활발하게 뇌 속 노폐물을 먹어 치우기 시작한다. 뇌의 치유력을 극대화하는 이 방식은 외부에서 약물을 주입하는 것보다 훨씬 자연스럽고 강력한 효과를 낼 것으로 기대된다.

조현병 치료의 르네상스: 카루나

정신질환 분야에서도 혁명이 일어나고 있다. 수십 년간 조현병 치료제는 도파민을 억제하는 약 일색이었다. 환청과 망상은 잡아주지만, 환자를 무기력하게 만들거나 살이 찌게 하는 부작용이 심했다. 카루나테라퓨틱스Karuna Therapeutics는 '무스카린 수용체'라는 완전히 새로운 타깃을 찾아냈다. 이들이 개발

뇌의 장벽을 넘어라

한 KarXT는 도파민을 건드리지 않고도 뇌의 균형을 맞춰 부작용 없이 정신증을 치료한다. 이 분야의 잠재력이 얼마나 큰지 2023년과 2024년에 BMS와 애브비가 정신과 신약 개발 회사를 인수하는 데 쓴 돈만 무려 30조 원이 넘는다. 바야흐로 정신과 약물의 르네상스가 도래한 것이다.

세포 속 분쇄기: 아비나스

기존의 항체 치료제들은 덩치가 커서 세포 안으로 들어갈 수 없다는 치명적인 단점이 있었다. 그래서 세포 '밖'에 있는 쓰레기만 치울 수 있었다. 하지만 파킨슨병이나 루게릭병을 일으키는 독성 단백질들은 대부분 세포 '안'에 숨어 있다. 아비나스Arvinas는 앞서 설명한 프로탁이라는 기술로 이 난제를 해결했다. 이는 세포가 원래 가지고 있는 쓰레기 분쇄기(프로테아좀) 시스템을 이용하는 것이다. 프로탁 약물은 세포 안으로 쏙 들어가서 독성 단백질에 '분해 딱지'를 붙여버린다. 그러면 세포의 분쇄기가 이 딱지가 붙은 단백질만 골라 가루로 만들어버린다. 항체가 닿지 못했던 금단의 구역까지 치료의 손길이 닿게 된 것이다.

더 똑똑한 바이러스 택배: 보이저테라퓨틱스

유전자 치료제를 뇌로 보내려면 바이러스(AAV)라는 택배 트럭에 태워 보내야 한다. 그런데 자연 상태의 바이러스들은 뇌로 가는 길을 잘 몰라 대부분 엉뚱하게도 간으로 배달되어 독성 문제를 일으키곤 했다. 보이저테라퓨틱스Voyager Therapeutics는 수만 번의 개량을 통해 뇌 장벽을 기가 막히게 찾아가는 '슈퍼 바이러스 껍데기(TRACER 플랫폼)'를 개발했다. 이 똑똑한 트럭은 기존 대비 10배 이상의 치료 유전자를 뇌세포까지 정확히 실어 나른다. 노바티스와 화이자 같은 글로벌 제약사들이 앞다퉈 보이저의 트럭을 빌려 쓰려는 이유이다.

집에서 놓는 치매 주사: 프로테나

아무리 좋은 약도 병원에 가서 몇 시간씩 링거를 맞아야 한다면 환자에게는 큰 고역이다. 알츠하이머병과 파킨슨병 연구의 대가들이 세운 프로테나Prothena는 환자의 편의성에 집중한다. 이들은 기존 항체보다 수십 배 강력하게 아밀로이드와 결합하는 차세대 항체를 개발하고 있다. 약효가 강력하니 적은 양만 써도 되고, 덕분에 병원이 아닌 집에서 당뇨 주사처럼 피하 주사로 간단하게 맞을 수 있다. 환자의 일상을 지켜주는 기술, 이것이 진정한 혁신이다.

생물공학의 미래: 뇌-컴퓨터 인터페이스

뇌 치료의 미래는 생물학의 경계를 넘어 공학과의 융합으로 완성된다. 일론 머스크의 '뉴럴링크Neuralink'로 대표되는 뇌-컴퓨터 인터페이스 기술은 그 미래를 열 대표 주자이다. 이 기술은 두개골을 열고 머리카락보다 얇은 전극을 뇌에 심어 뇌세포의 전기 신호를 컴퓨터와 직접 연결하는 것이다. 초기 단계인 지금은 전신 마비 환자가 생각만으로 마우스 커서를 움직이거나

 뇌의 장벽을 넘어라

로봇 팔을 조종하는 수준이다. 하지만 이 기술이 발전하면 하반신 마비 환자의 끊어진 척수 신경을 우회하여 연결해 환자를 다시 걷게 만들고, 시각 피질을 자극해 앞이 보이지 않는 사람에게 빛을 선물할 수 있다. 더 먼 미래에는 알츠하이머병 환자의 해마(기억 중추)에 칩을 심어 손상된 기억 회로를 보완하거나, 뇌 기능 자체를 확장하는 날이 올지도 모른다.

유전자 분석과 AI로 병을 예측해 대비하고, 혁신적인 약물 칵테일로 병의 진행을 멈추며, 뇌와 기계를 연결해 잃어버린 기능을 되살리는 세상. 그 세상에서 치매와 파킨슨병은 더 이상 공포의 대상이 아니다. 고혈압이나 당뇨처럼 조금 귀찮지만 충분히 관리하며 내 삶을 영위할 수 있는 만성질환이 될 것이다.

뇌라는 미지의 우주를 향한 인류의 탐험은 이제 막 궤도에 올랐다. 셔틀 기술로 장벽을 넘고, 유전자가위로 지도를 고쳐 그리며, 디지털 기술로 날개를 단 우리는 앞으로 10년 동안 지난 100년보다 더 놀라운 기적들을 목격하게 될 것이다. SF가 현실이 되는 그날, 우리는 비로소 뇌 질환이라는 오랜 감옥에서 해방될 것이다.

난공불락의 뇌, 그러나 희망의 서광

지난 10년, 인류는 뇌 질환 정복을 위해 천국과 지옥을 오갔다. 수조 원을 쏟아부은 신약이 실패해 좌절하기도 했지만, 마침내 난공불락이라 불리던 뇌 장벽을 뚫고, 뇌 속의 쓰레기를 청소하는 약을 손에 넣었다. 한국의 작은 바이오 벤처들이 거대한 글로벌 제약사와 어깨를 나란히 하며 기술을 수출하는 기적 같은 일도 일어났다.

이 전쟁의 목표는 단순히 수명을 연장하는 것이 아니다. 삶의 질과 존엄을 지키기 위함이다. 알츠하이머병 진행을 5년만 늦출 수 있어도, 환자는 요양원이 아닌 집에서 가족들과 따뜻한 저녁을 먹으며 생의 마지막을 보낼 수 있다. 파킨슨병 증상을 조금만 줄여도, 환자는 다시 붓을 들고 그림을 그리거나 손자의 손을 잡고 산책할 수 있다.

성공적인 치료제 하나는 수천조 원의 사회적 비용을 아끼게 해주며, 고령화 사회가 재앙이 아닌 축복이 되도록 지탱해 줄 것이다. 이를 위해 정부는 기초 연구에 과감히 투자하고, 기업은 실패를 두려워하지 않는 도전을 멈추지 말아야 한다. 그리고 무엇보다 이 모든 과정의 중심에는 항상 환자가 있어야 한다.

뇌는 860억 개의 별들이 반짝이는 우리 몸 안의 작은 우주이다. 이 복잡하고 신비로운 우주를 이해하고 고치는 일은 인류가 마주한 가장 거대한 도전이었다. 하지만 우리는 포기하지 않았다. 매일 밤 연구실의 불을 밝힌 수천 명의 과학자와 묵묵히 병마와 싸워온 환자가 있었기에, 우리는 조금씩 앞으로 나아갈 수 있었다.

이제 우리는 그토록 높았던 뇌의 성벽을 넘었다. 아밀로이드

     뇌의 장벽을 넘어라

라는 찌꺼기를 걷어내고, 유전자의 오류를 바로잡으며, 죽어가는 세포에 새 생명을 불어넣고 있다. 불가능해 보였던 것들이 하나둘 현실이 되고 있다.

앞으로 다가올 10년은 뇌 질환 치료의 황금기가 될 것이다. 비록 모든 병을 완벽하게 없애지는 못할지라도, 치매와 파킨슨병이 더 이상 두려운 불치병이 아닌, 관리 가능한 만성질환이 되는 세상이 올 것이다.

뇌의 장벽은 여전히 높지만, 우리는 결국 넘을 것이다. 그것이 우리의 희망이고, 약속이며, 사명이기 때문이다.

5장

면역질환 치료제의 진격

자가면역부터 알레르기까지, 글로벌 기술 경쟁과 한국의 기회

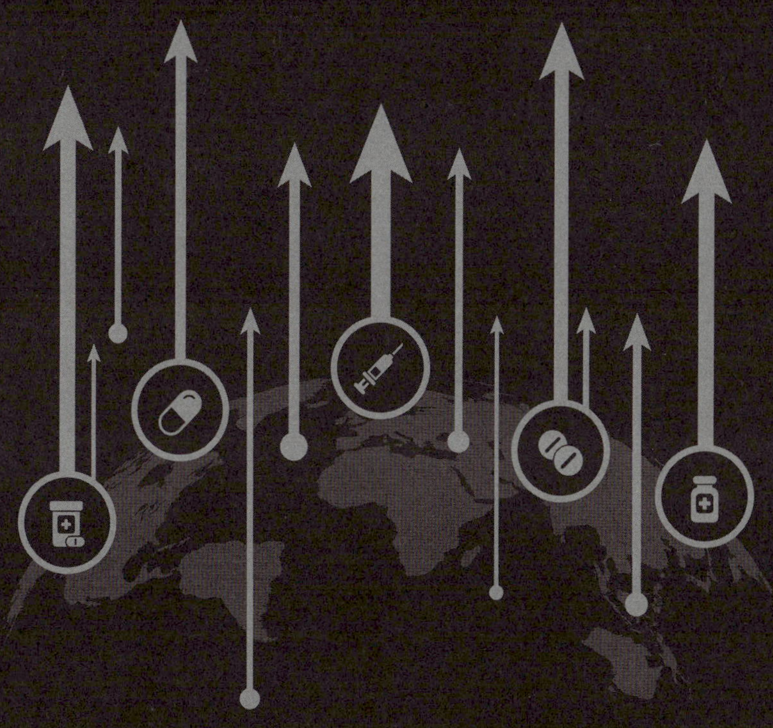

면역질환 치료제의 진격:
내 몸 안의 전쟁과 평화

우리는 매일 보이지 않는 전쟁터에서 살고 있다. 지금, 이 순간에도 수많은 세균, 바이러스, 그리고 유해 물질이 호시탐탐 우리 몸을 노리고 있다. 하지만 너무 걱정할 필요는 없다. 우리 몸 안에는 진화가 만들어낸 그 어떤 군대보다 정교하고 강력한 방어 시스템, 바로 '면역계immune system'가 24시간 깨어 있으니까.

이번 장은 바로 그 면역계가 주인공이다. 이 든든한 아군은 때로는 오작동을 일으켜 나를 공격하는 '반란군'이 되기도 하고, 별것 아닌 외부 손님에게 과민하게 반응해 도시를 쑥대밭으로 만드는 '트러블 메이커'가 되기도 한다. 우리는 이것을 '면역질환'이라고 부른다. 류머티즘성 관절염, 아토피 피부염, 천식, 크론병… 이름만 들어도 고개를 젓게 만드는 이 난치병들이 바로 면역계의 균형이 깨져서 생기는 일들이다.

지난 수십 년간 의학계는 암을 정복하기 위해 총력을 기울였다. 그리고 이제, 그 거대한 흐름이 면역 치료로 옮겨가고 있다. 단순히 증상을 억제하는 것을 넘어, 고장 난 면역 시스템을 수리하고 재조정하여 질병의 뿌리를 뽑으려는 시도이다.

면역 치료제를 이해하려면 먼저 우리 몸의 방어 시스템이 어떻게 돌아가는지 알아야 한다. 우리 몸을 하나의 거대한 '국가'라고 해보자.

가장 먼저 적을 맞이하는 건 '선천면역innate immunity'이다. 이들은 국경을 지키는 최전방 경비대와 같다. 태어날 때부터 가지고 있는 피부나 점막 같은 튼튼한 성벽, 그리고 순찰을 돌다가 수상한 자가 보이면 신분 확인 없이 즉각 먹어 치우거나 공격하는 대식세포 같은 보초병들이 여기에 속한다. 이들의 임무는 단순하다. "아군이 아니면 무조건 막아라." 빠르고 즉각적이지만, 적의 종류를 구별하지는 못한다.

만약 적이 이 1차 방어선을 뚫고 들어오면 어떻게 될까? 이때 등장하는 것이 '적응면역adaptive immunity'이라는 정예 특수부대이다. T세포와 B세포가 그 주역인데, 이들은 적의 생김새와 특징을 정밀하게 분석한다. B세포는 '항체'라는 유도미사일을 대량 생산해 적을 무력화시키고, T세포는 바이러스에 감염된 세포를 직접 처단하거나 다른 부대원들을 지휘한다. 이 특수부대의 가장 무서운 점은 '기억력'이다. 한 번 싸워본 적의 얼굴을 기억했다가 훗날 그 적이 다시 나타나면 훨씬 빠르고 강력하게 제

     면역질환 치료제의 진격

압한다. 우리가 백신을 맞는 이유도 바로 이 부대에 적의 정보를 미리 학습시키기 위해서이다.

이 거대한 군대가 일사불란하게 움직이려면 통신망이 필수적이다. 면역세포들은 '사이토카인cytokine'이라는 신호 물질을 무전처럼 주고받는다. "적군 발견! 지원 병력 요청!", "전투 종료! 상황 정리하고 철수하라!" 같은 명령들이 쉴 새 없이 오간다. 인터루킨interleukin, IL, 종양괴사인자tumor necrosis factor, TNF 같은 이름들이 바로 이 통신 신호의 이름이다.

건강한 면역계는 이 공격과 철수의 균형이 완벽하다. 적은 확실히 사살하되 민간인(정상 세포)은 건드리지 않고(자기-비자기 구별), 전투가 끝나면 즉시 평시 체제로 돌아와(면역 조절) 불필요한 피해를 막는다. 하지만 이 정교한 균형이 무너지는 순간, 우리 몸은 병들기 시작한다.

면역질환은 크게 세 가지 양상으로 나타난다. 첫째는 자가면역질환이다. 국방 시스템에 치명적인 오류가 생겨 아군을 적군으로 오인 사격하는 상황이다. 류머티즘성 관절염은 면역세포가 내 관절을 적으로 착각해 공격하는 것이고, 크론병은 소화 기관을 공격하는 것이다. 아군끼리의 내전이니 피해가 막심하고 멈추기도 쉽지 않다. 둘째는 알레르기이다. 꽃가루, 땅콩, 집먼지진드기처럼 전혀 해롭지 않은 외부 손님에게 과잉 대응하여 전면전을 벌이는 꼴이다. 콧물, 재채기, 두드러기 같은 증상은 적 때문이 아니라, 우리 군대가 쏟아부은 과도한 화력 때문에 생기는 부수적인 피해이다. 셋째는 만성 염증과 섬유화이다. 전쟁이 끝나지 않고 지지부진하게 계속되면 국토는 황폐해진다. 우리 몸의 조직도 마찬가지이다. 염증이 계속되면 상처가 아물 새 없이 굳은살이 박이고, 결국 장기가 딱딱하게 굳어 기능을 잃게 된다. 이것이 폐섬유증이나 간경화 같은 무서운 질병이다. 최근 의학계는 이 모든 과정을 별개의 질환이 아니라, 면역 불균형이라는 하나의 뿌리에서 나온 가지들로 보고 있다.

지금 전 세계적으로 면역질환 환자 수가 폭발적으로 늘어나고 있다. 단순히 진단 기술이 좋아져서가 아니다. 현대 문명으로 인한 생활 습관의 변화가 우리 면역계를 혼란에 빠뜨리고 있기 때문이다.

전 세계 인구의 약 10%, 즉 7억 명 이상이 자가면역질환을 앓고 있다. 류머티즘성 관절염 환자만 2000만 명이 넘는다. 더 놀라운 건 증가 속도이다. 크론병이나 궤양성 대장염 같은 염증성 장 질환은 매년 5~10%씩 환자가 늘고 있다. 과거에는 서구 선진국병이라고 불렸지만, 이제는 식습관이 서구화된 한국이나 중국 등 아시아 국가에서 환자가 급증하고 있다.

알레르기 질환은 팬데믹 수준이다. 전 세계 인구의 30~40%가 하나 이상의 알레르기를 가지고 있으며, 천식 환자는 3억 명, 아토피 환자는 2억 5000만 명에 달한다. 한국에서도 성인 아토피와 천식 환자가 눈에 띄게 늘고 있다. 이는 단순한 불편함을 넘어 심각한 사회적 비용을 초래한다.

환자가 늘어나니 시장도 커질 수밖에 없다. 면역질환 치료제 시장은 2024년 기준 약 300조 원(2200억 달러) 규모이며, 2030년

        면역질환 치료제의 진격

에는 470조 원(3500억 달러)을 넘어설 것으로 보인다. 이는 항암제 시장 다음으로 큰 규모이다. 특히 주목할 점은 고령화이다. 나이가 들수록 면역 시스템도 노화되어 오작동을 일으키기 쉬우므로 65세 이상 인구의 증가는 곧 면역질환 시장의 확대를 의미한다.

그렇다면 왜 지금 전 세계 제약사들은 면역 치료제에 사활을 걸고 있을까? 여기에는 몇 가지 결정적인 이유가 있다.

첫째, 만성질환의 시대가 도래했기 때문이다. 감염병은 항생제와 백신으로 어느 정도 정복했지만, 그 빈자리를 완치되지 않는 만성질환들이 채웠다. 면역질환은 한 번 발생하면 완치가 어려워 평생 관리가 필요한 경우가 많고, 그만큼 환자에게는 치료제가 지속적으로 필요하다. 또한 지나치게 깨끗한 환경이 오히려 면역계의 정상적인 발달을 방해한다는 '위생 가설'처럼, 현대적인 생활 방식 자체가 면역질환을 부추기고 있다.

둘째, '포스트 항암제'를 찾는 제약 업계의 절박함이다. 지난 10년이 면역항암제의 시대였다면, 이제는 그다음 블록버스터(연 매출 1조 원 이상의 약)가 필요한 시점이다. 실제로 현재 전 세계 매출 상위 의약품 10개 중 4~5개가 면역질환 치료제이다. 휴미라Humira, 스텔라라Stelara, 듀피젠트Dupixent 같은 약들은 연간 수십조 원의 매출을 올리며 그 가능성을 증명했다.

셋째, 기술의 비약적인 발전이다. 예전에는 "면역력을 높이자" 혹은 "낮추자" 식의 단순한 접근밖에 하지 못했다. 하지만 이제는 분자 단위까지 들여다볼 수 있게 되면서 고장 난 부품

(특정 사이토카인이나 면역세포)만 정밀하게 타격하여 수리하는 것이 가능해졌다. 유전자가위, mRNA 기술, 이중항체 등 최첨단 생명공학 기술들이 면역 치료제 개발에 접목되고 있다.

마지막으로, 코로나19 팬데믹의 교훈이다. 전 인류는 바이러 스와의 전쟁을 겪으며 면역 시스템의 중요성을 뼈저리게 깨달 았다. 과도한 면역 반응인 사이토카인 폭풍이 얼마나 무서운지, 백신이 어떻게 면역을 훈련시키는지 온 국민이 알게 되었다. 이 는 면역 치료제에 대한 대중의 관심과 투자로 이어지고 있다.

바야흐로 면역 치료제의 황금기가 열리고 있다. 이제 우리는 단순히 증상을 억누르는 것을 넘어 내 몸 안의 방어 시스템을 근본적으로 재설계하여 질병을 정복하는 새로운 의료 혁명의 입구에 서 있다.

글로벌 제약 시장의 슈퍼스타들: 별들의 전쟁과 세대교체

할리우드에 블록버스터 영화가 있듯이, 제약 업계에는 연 매 출 1조 원(10억 달러) 이상인 블록버스터 의약품이 있다. 특히 면 역치료제 시장은 전 세계에서 가장 비싼 몸값을 자랑하는 슈퍼 스타 약물들이 각축전을 벌이는 곳이다. 이들의 흥망성쇠를 따 라가다 보면, 인류가 질병과 싸우는 방식이 어떻게 진화했는지 한눈에 볼 수 있다.

     면역질환 치료제의 진격

지난 20년 동안 이 시장의 절대 군주는 단연 휴미라였다. 애브비가 만든 이 약은 2003년 등장 이후 전 세계에서 가장 많이 팔린 의약품이라는 타이틀을 거머쥐었다. 한때 연간 매출이 무려 28조 원(210억 달러)을 넘었으니, 웬만한 글로벌 기업 전체 매출과 맞먹는 수준이다.

휴미라의 성공 비결은 '범용성'이었다. 류머티즘성 관절염부터 크론병, 건선, 강직성 척추염까지, 면역계가 말썽을 부리는 곳이라면 어디든 투입되어 염증의 핵심 신호(TNF-α)를 차단했다. 마치 전천후 폭격기처럼 맹활약했던 것이다. 하지만 영원한 권력은 없다. 특허 보호막이 사라지면서 수많은 복제약 군단이 성문을 부수고 들어왔고, 휴미라는 이제 왕좌를 내려놓고 있다.

그 빈자리를 노리는 가장 강력한 차기 대권 주자는 사노피의 듀피젠트이다. 듀피젠트는 아토피 피부염 환자들에게는 '기적의 약'으로 통한다. 과거에는 스테로이드 연고를 바르며 고통을 참아야 했던 중증 환자의 피부를 깨끗하게 되돌려 놓았기 때문이다. 이 약은 가려움과 염증을 유발하는 두 가지 핵심 경로(IL-4, IL-13)를 동시에 차단한다. 아토피뿐만 아니라 천식, 비용종을 동반한 만성 부비동염까지 제2형 염증type 2 inflammation이라는 뿌리를 공유하는 질환들을 한 번에 해결할 수 있다는 점이 강력한 무기이다. 덕분에 매출이 수직 상승하며 차세대 황제로 등극했다.

이 전쟁에는 날카로운 저격수들도 참전했다. 얀센의 스텔라라와 노바티스의 코센틱스Cosentyx가 대표적이다. 휴미라가 광범

위한 폭격을 했다면, 이들은 건선이나 장 질환을 일으키는 특정 신호(IL-23, IL-17)만을 골라 정밀 타격한다. 특히 스텔라라는 1년에 4~5번만 맞아도 효과가 유지되는 편리함으로, 코센틱스는 투약 직후 피부가 깨끗해지는 빠른 속도로 환자들의 마음을 사로잡았다.

흥미로운 전략을 가진 약도 있다. 다케다Takeda의 엔타이비오Entyvio는 전신 면역을 억제하는 대신, 장腸으로 가는 면역세포의 통행증만 검사해서 출입을 막는다. 덕분에 다른 장기의 면역력은 건드리지 않아 감염 부작용을 최소화했다. 이처럼 '강한 약'에서 '정확하고 안전한 약'으로 트렌드가 바뀌고 있다.

환자들에게 "주사를 맞으시겠습니까, 알약을 드시겠습니까?"라고 묻는다면 답은 뻔하다. 주사의 공포와 번거로움에서 해방시켜 줄 경구용(먹는) 치료제의 등장은 이 시장의 판도를 뒤흔드는 변수이다. 그 선봉에는 'JAK 억제제'들이 있다. 린버크Rinvoq, 올루미언트Olumiant, 젤잰즈Xeljanz 같은 약이 바로 그들이다. 기존의 항체 주사제들이 세포 밖에서 신호를 차단했다면, 이 작은 알약들은 세포 안으로 침투해 통신 회선(야누스키나아제Janus kinase, JAK) 자체를 끊어버린다. 효과는 주사제만큼 강력하거나 때로는 더 뛰어나다. 특히 애브비의 린버크는 류머티즘성 관절염은 물론 아토피 피부염에서도 탁월한 효과를 입증하며 무서운 속도로 성장하고 있다. 다만, 세포 내의 여러 기능을 동시에 건드리기 때문에 발생할 수 있는 안전성 이슈를 해결하는 것이 숙제로 남아 있다.

     면역질환 치료제의 진격

이 거대한 시장을 놓고 글로벌 제약사들은 치열한 수싸움을 벌이고 있다. 애브비는 위기관리의 교과서를 쓰고 있다. 밥줄이나 다름없던 휴미라의 특허 만료에 대비해 더 강력한 후속 타자인 스카이리지Skyrizi(건선)와 린버크(류머티즘/아토피)를 성공적으로 키워냈다. "휴미라보다 더 좋은 약을 우리가 직접 만들어 대체한다"라는 제 살 깎아 먹기 전략이 오히려 시장 지배력을 유지하게 해준 것이다.

노바티스는 IL-17이라는 특정 분야의 장인이 되기로 했다. 건선 치료제 코센틱스의 성공에 안주하지 않고, 척추관절염 등으로 적응증을 넓히며 이 분야의 리더십을 굳건히 하고 있다. 사노피는 듀피젠트 하나로 'Th2 면역질환(알레르기성 질환)'의 패권을 장악했다.

이 틈바구니에서 한국 기업들의 활약도 눈부시다. 셀트리온과 삼성바이오에피스는 바이오시밀러 시장을 선도해 온 기업들이다. 남들이 주저할 때 과감하게 투자하여 휴미라, 레미케이드Remicade 같은 블록버스터 약물의 복제약을 세계 최초, 최고 품질로 내놓았다. 이제는 단순히 베끼는 것을 넘어 주사제 형태를 바꾸거나(램시마SC) 새로운 기전의 신약을 개발하는 단계로 도약하고 있다. 글로벌 빅파마들도 이제 한국 기업을 단순한 하청업체가 아닌 두려운 경쟁자로 인식하기 시작했다.

면역치료제는 끊임없이 정교해져 왔고, 그 발전 양상은 무기가 진화해 온 과정과 닮아 있다.

- **1세대(TNF-α 억제제)**: 1990년대 후반 등장한 레미케이드, 휴미라 등이 여기에 속한다. 염증의 대장 격인 TNF-α를 억제하여 류머티즘성 관절염 치료에 혁명을 일으켰다. 효과는 확실했지만 결핵 같은 감염 위험이 있었고, 시간이 지나면 약효가 떨어지는 문제도 있었다.

- **2세대(인터루킨 억제제)**: 2010년대부터 본격화되었다. 스텔라라(IL-12/23), 코센틱스(IL-17), 듀피젠트(IL-4/13)처럼 특정 인터루킨만 골라 차단한다. 1세대보다 부작용은 줄고, 건선이나 아토피 같은 특정 질환에서 훨씬 뛰어난 효과를 보인다. 마치 융단폭격에서 정밀 유도미사일로 바뀐 셈이다.

- **3세대(JAK 억제제 및 경구제)**: 주사 대신 먹는 약의 시대이다. 세포 내 신호 전달을 차단하는 저분자 화합물로, 편의성과 빠른 효과가 장점이다. 하지만 혈전 등 안전성 문제에 대한 경각심도 함께 커졌다.

- **4세대(차세대 표적)**: 현재 개발 중인 미래의 약들이다. 효과는 유지하면서 부작용을 획기적으로 줄인 TYK2 억제제나 아예 병의 근본 원인인 B세포를 교정하는 BTK 억제제 등이 연구되고 있다. 더 안전하고, 더 근본적인 치료를 향해 나아가고 있다.

지금 면역치료제 시장은 춘추전국시대이다. 절대 강자는 사라지고, 더 정교하고 편리한 신무기가 쏟아져 나오고 있다. 환자 입장에서는 행복한 고민이 늘어난 셈이다. 과거에는 "제발 덜 아프게만 해달라"라고 신에게 빌었다면, 이제는 "내 생활 패턴에 맞고 부작용 없는 최적의 약을 골라달라"라고 요구할 수 있게 되었으니까. 이 거대한 혁신의 파도 속에서 환자의 삶은 분명 더 나은 방향으로 나아가고 있다.

같은 병명, 다른 치료: 정밀 의료의 시대가 온다

우리는 옷을 살 때 자신의 치수를 재고 몸에 꼭 맞는 옷을 고른다. 그런데 생명을 다루는 의료, 특히 면역질환 치료에서는 오랫동안 '프리 사이즈one-size-fits-all' 방식이 통용되었다. "아토피니까 이 약, 류머티즘이니까 저 약" 하는 식으로 말이다. 하지만 어떤 환자는 약을 먹고 씻은 듯이 낫지만, 어떤 환자는 전혀 효과를 보지 못했다. 과학자들은 이제 그 이유를 안다. 병의 이름은 같아도, 환자의 몸속에서 벌어지는 전쟁의 양상이 전혀 다르기 때문이다. 여기에서는 주요 질환별로 치료제가 어떻게 진화하고 있는지, 그리고 환자의 유전자와 면역 상태를 분석해 딱 맞는 무기를 골라주는 정밀 의료가 어떻게 시작되고 있는지 살펴보고자 한다.

아토피와 천식: '알레르기 회로'를 끊어라

아토피 피부염은 단순한 피부병이 아니다. 찢어질 듯한 건조함과 피가 나도록 긁어야 하는 가려움증은 환자의 영혼을 갉아

먹는다. 과거에는 이 병의 원인을 단순히 피부 장벽이 약해서라고 생각했지만, 진짜 범인은 면역계 내부의 'Th2 세포'라는 녀석들이었다. 이들이 IL-4와 IL-13이라는 신호 물질을 과도하게 뿜어내면, 우리 뇌는 "가려워!"라고 비명을 지르고 피부 장벽은 무너진다. 그래서 등장한 구세주가 바로 듀피젠트이다. 이 약은 IL-4와 IL-13이 전달되는 통로를 원천 봉쇄해 버린다. 마치 소음이 들어오는 창문을 이중창으로 꽉 닫아버리는 것과 같다. 최근에는 OX40 또는 OX40L이라는 새로운 타깃이 주목받고 있다. 이 타깃을 제어하면 기억 T세포의 과도한 활성을 막아 기존 약물로 조절되지 않는 아토피 환자에게 새로운 희망이 될 것으로 기대되어 사노피 등 글로벌 제약사들이 개발에 박차를 가하고 있다.

천식 역시 마찬가지이다. 숨구멍이 좁아져 숨을 못 쉬는 증상은 같지만, 그 원인은 천차만별이다. 어떤 환자는 호산구라는 백혈구가 폭주해서 기도를 막고(호산구성 천식), 어떤 환자는 호중구가 문제를 일으킨다. 예전에는 스테로이드 흡입제 하나로 버텼지만, 이제는 피검사를 통해 "당신은 호산구 수치가 높으니 호산구만 골라 죽이는 저격수(항IL-5 치료제)를 씁시다"라고 처방한다. 이것이 바로 맞춤형 치료의 시작이다.

건선: 불치병에서 깨끗한 피부로

건선은 면역 치료제의 발전이 가장 눈부신 분야이다. 온몸이 붉은 반점과 하얀 각질로 뒤덮이는 건선은 환자들을 대인기피

　　　　　　　　　　　　　　　　　　면역질환 치료제의 진격

증에 걸리게 할 만큼 고통스러운 병이었다. 한때는 평생 관리해야 하는 불치병으로 여겨졌다.

하지만 과학자들이 건선의 원인이 IL-23과 IL-17이라는 특정 단백질의 합작품이라는 사실을 밝혀내면서 상황이 역전되었다. 수지상세포가 IL-23이라는 신호를 보내면, T세포가 IL-17이라는 폭탄을 피부에 투하하여 각질을 만들어내는 구조였다. 이 경로를 차단하는 치료제(스텔라라, 코센틱스, 스카이리지 등)가 나오자 환자들의 피부는 거짓말처럼 깨끗해졌다. 이제 의사들은 단순히 증상 완화를 넘어 'PASI 100(병변이 100% 사라진 상태)'을 치료 목표로 삼는다. 건선 치료제 시장은 "더 이상 나올 약이 없다"라는 말이 나올 정도로 성숙했지만, 최근에는 먹는 알약으로도 주사제만큼의 효과를 내는 신약들이 나오면서 다시 뜨거워지고 있다.

염증성 장 질환: 가장 복잡한 미로

크론병과 궤양성 대장염으로 대표되는 염증성 장 질환Inflammatory Bowel Disease, IBD은 치료가 까다로운 분야 중 하나이다. 장은 우리 몸 면역세포의 70%가 모여 있는 거대한 훈련소이자, 수조 마리의 장내 미생물이 공존하는 복잡한 정글이기 때문이다.

기존에는 류머티즘성 관절염에 쓰던 약(항TNF 제제)을 빌려다 썼지만, 절반 가까운 환자는 효과가 없거나 시간이 지나면 내성이 생겼다. 그래서 등장한 전략이 '장 특이적 치료'이다. 뇌나 폐 같은 다른 장기의 면역은 건드리지 않고, 오직 장으로 들어가는 면역세포의 출입문만 잠그는 약(엔타이비오)이 대표적이다.

최근에는 TL1A라는 새로운 타깃이 뜨거운 감자로 떠올랐다. 이 단백질은 장의 염증뿐만 아니라 섬유화(장이 딱딱하게 굳는 것)까지 관여하는 것으로 밝혀졌다. 실제로 머크와 로슈, 사노피 같은 글로벌 제약사들이 TL1A 신약을 확보하기 위해 수조 원을 투자하여 바이오 벤처(프로메테우스Prometheus Biosciences, 텔라반트 Telavant 등)를 인수하거나 기술을 도입했다. 가장 복잡한 미로를 풀 열쇠를 찾은 것일지도 모른다.

위에서 언급한 정밀 의료의 모든 흐름을 관통하는 키워드는 '바이오마커'이다. 앞서 설명했듯 바이오마커란 몸속의 단백질 이나 유전자처럼 병의 특징을 알려주는 지표를 말한다.

과거의 치료를 '융단폭격'에 비유한다면, 미래의 치료는 '스나이퍼'라고 할 수 있다. 예를 들어 천식 환자가 병원에 오면 먼저 피를 뽑아 호산구 수를 센다. 수치가 300개가 넘으면 호산구 제거 주사를 맞고, 그렇지 않으면 다른 약을 쓴다. 류머티즘성 관절염 환자의 유전자를 분석해 관절 파괴가 빨리 진행될 사람을 미리 찾아내고, 처음부터 강력한 약을 써서 불구를 막는다.

심지어 임상시험 방식도 바뀌고 있다. 예전에는 환자 1000명을 모아놓고 약을 먹인 뒤 "성공률 30%"라고 발표했다면, 지금은 바이오마커로 약이 잘 들을 것 같은 환자 300명만 골라내어 임상시험을 한다. 이렇게 하면 성공률이 80~90%로 올라간다. 환자는 시간 낭비 없이 낫고, 제약사는 개발 비용을 아끼는 윈윈

　　　　　　　　　　　　　면역질환 치료제의 진격

전략이다.

이미 효과 좋은 약이 나왔다고 해서 끝이 아니다. 이제 경쟁은 "누가 더 편한가"로 옮겨가고 있다. 매일 맞아야 했던 주사가 2주에 한 번, 3개월에 한 번으로 줄어든다. 스카이리지 같은 약은 1년에 4번만 병원에 가면 된다. 환자가 병이라는 감옥에 갇히지 않고 자유롭게 여행도 가고 일상을 누릴 수 있게 된 것이다. 또한, 그냥 삼키면 되는 경구용 항체 기술이나, 주사 한 방으로 약효가 6개월씩 가는 기술도 개발되고 있다.

제약사들은 이제 약효 경쟁을 넘어 삶의 질을 놓고 경쟁한다. 주삿바늘을 얇게 만들어 통증을 줄이고, 냉장 보관이 필요 없는 약을 만들어 휴대성을 높인다. '병을 치료하는 약'에서 '사람을 생각하는 약'으로 진화하고 있는 것이다.

지금까지 살펴본 것처럼, 면역 치료제 시장은 거대한 변화의 소용돌이 속에 있다. 질병의 원인을 더 잘게 쪼개고(세분화), 그에 딱 맞는 약을 매칭하며(정밀 의료), 환자가 더 편하게 치료받을 수 있도록(제형 혁신) 끊임없이 발전하고 있다.

끊임없는 진화, 차세대 치료제의 물결

이미 좋은 약들이 세상에 나왔지만, 제약사 연구소의 불빛은 꺼지지 않는다. 전쟁에서 승기를 잡았다고 해서 무기 개발을 멈추는 군대는 없으니까. 현재 임상 2상, 3상에서 막바지 담금질을 하고 있는 신약 후보들은 더 강력하고, 더 안전하며, 더 다양한 병을 고치는 것을 목표로 한다.

글로벌 빅파마들의 핵심 전략은 '적응증 확장'이다. 어렵게 개발한 신약 하나를 한 가지 질병에만 쓰는 것은 너무 아까운 일이다. 그래서 이들은 "피부의 염증을 잡는 약이라면, 장의 염증도 잡을 수 있지 않을까?"라는 질문을 던진다.

이것을 '수평적 확장'이라고 한다. 예를 들어, 건선 치료제로 개발된 IL-23 억제제(스카이리지 등)는 건선 관절염에서, 다시 크론병을 거쳐, 최근에는 난공불락으로 여겨지던 궤양성 대장염까지 치료 영역을 성공적으로 확장했다. 듀피젠트 역시 아토피 피부염에서 시작해 천식, 비부비동염, 식도염, 그리고 최근에는 만성 폐쇄성 폐질환까지 치료 영역을 무한히 확장하고 있다. 약 하나가 '만능열쇠'처럼 변해가는 과정인 것이다.

동시에 '수직적 확장'도 일어난다. 처음에는 증상이 아주 심한 중증 환자에게만 쓰도록 허가받지만, 안전성이 입증되면 경증 환자나 소아 환자로 대상을 넓히는 것이다. 이는 더 많은 환자가 조기에 치료 혜택을 볼 수 있게 해준다.

한 가지 약으로는 부족한 환자들을 위해 두 가지 약을 섞어 쓰는 병용요법도 활발히 연구되고 있다. 암 치료에서 여러 항암제를 섞어 쓰듯, 기전이 다른 두 면역 치료제를 조합해 시너지 효과를 노리는 것이다. 다만, 약값이 두 배로 들고 면역의 저하로 인한 감염 위험도 커질 수 있어 신중하게 접근하고 있다.

각 제약사는 저마다의 필살기를 준비하고 있다.

　　　　　　　　　　　　　　면역질환 치료제의 진격

- **애브비**: 휴미라의 성공에 취해 있지 않았다. 일찌감치 린버크(JAK 억제제)와 스카이리지(IL-23 억제제)라는 차세대 쌍두마차를 준비해 세대교체에 성공했다. 이제는 건선 치료 효과를 극대화한 새로운 항체나 부작용을 줄인 경구용 신약 등 촘촘한 포트폴리오로 빈틈없는 방어선을 구축하고 있다.
- **사노피**: 알레르기 정복을 꿈꾼다. 듀피젠트의 뒤를 이어 OX40이나 IL-33같은 새로운 타깃을 공격하는 항체들을 개발 중이다. 기존 약이 듣지 않는 환자까지 모두 끌어안겠다는 전략이다.
- **BMS, 노바티스 등**: 혈액암 치료의 기적이라 불리는 CAR-T 세포 치료를 자가면역질환에 도입하려고 한다. 난치성 루푸스 환자의 면역세포를 유전자 조작하여 병을 일으키는 B세포만 싹 찾아내 제거하는 방식이다. 초기 임상에서 놀라운 결과를 보여주며 기대를 한 몸에 받고 있다.

특허가 만료된 블록버스터 약물을 똑같이 만들어낸 바이오시밀러의 공습은 시장 판도를 뒤흔들고 있다. 미국과 유럽 시장에 휴미라, 레미케이드, 스텔라라의 바이오시밀러가 쏟아지며 가격 경쟁이 시작되었다.

환자들에게는 희소식이다. 오리지널과 효과는 같으면서 가격은 40~80% 저렴한 약을 쓸 수 있게 되었으니까. 의료비 부담이 줄어드니 더 많은 환자가 치료받을 수 있다.

오리지널 회사들은 가만히 당하고만 있지 않는다. 그들은 더 편한 약으로 승부한다. 병원에서 링거를 맞아야 했던 정맥주사를 집에서 혼자 뱃살에 찌를 수 있는 피하주사로 바꾸거나(램시마SC 등), 주사액의 농도를 높여 통증을 줄인 제품을 내놓는다. "복제약이 싸긴 하지만, 우리 약이 훨씬 편하고 덜 아파요"라고 호소하는 전략이다.

결국 이 치열한 경쟁의 최대 수혜자는 환자이다. 가격은 내려가고, 선택지는 늘어나며, 약은 더 편리하게 진화하고 있기 때문이다. 지금 파이프라인 속에서 자라고 있는 이 신약들은 몇 년 뒤 우리 곁으로 다가와 또 한 번 의료의 풍경을 바꿔놓을 것이다.

상상을 현실로, 바이오 벤처가 여는 신세계

거대 글로벌 제약사들이 묵직하게 움직이는 항공모함이라면, 바이오 벤처들은 날렵한 쾌속정이나 드론과 같다. 이들은 "설마 그게 되겠어?"라고 의심받던 기상천외한 아이디어들을 현실로 만들어내며 면역 치료제의 한계를 깨부수고 있다.

가장 획기적인 시도는 바로 '조절 T세포Treg'를 이용하는 것이다. 우리 몸의 면역계에는 적을 공격하는 전투부대만 있는 것이 아니다. 전투가 과열되지 않도록 말리고, 상황이 종료되면 평화를 선언하는 헌병대 혹은 평화 유지군 역할을 하는 세포가 있는데, 이것이 바로 Treg이다. 자가면역질환 환자들은 이 평화 유지군의 힘이 빠져 있거나 숫자가 부족한 상태이다.

바이오 벤처들은 외부에서 약을 투입해 억지로 염증을 누르

  면역질환 치료제의 진격

는 대신, 환자의 몸속에 잠자고 있던 평화 유지군을 깨우는 방법을 고안했다. 아주 적은 양의 IL-2를 투여해 Treg만 선택적으로 증식시키거나, 아예 환자의 Treg를 꺼내 실험실에서 '슈퍼 헌병'으로 훈련시킨 뒤 다시 넣어주는 세포 치료제가 개발되고 있다. 이는 전쟁을 억지로 멈추는 휴전이 아니라 평화 체제를 구축하는 근본적인 치료에 가깝다.

혈액암 치료의 기적이라 불리던 CAR-T 기술도 여기에 합류했다. "암세포를 죽일 수 있다면, 자가면역을 일으키는 나쁜 B세포도 죽일 수 있지 않을까?"라는 역발상에서 시작된 이 치료법은 난치성 루푸스 환자들에게서 드라마틱한 효과를 보이며 새로운 희망으로 떠올랐다.

무기의 형태도 진화하고 있다. 기존의 항체 치료제가 한 손으로 하나의 적만 잡았다면, 이제는 두 손으로 서로 다른 적을 동시에 제압하는 이중항체가 대세이다. 예를 들어 건선을 일으키는 IL-17A와 IL-17F라는 두 악당을 동시에 잡거나 한 손으로는 적을 잡고 다른 손으로는 우리 편 경찰(T세포)을 끌고 와서 싸우게 하는 식이다.

더 놀라운 것은 '먹는 단백질'의 등장이다. 원래 단백질(펩타이드)로 만든 약은 입으로 먹으면 위장에서 소화되어 사라진다. 그래서 반드시 주사로 맞아야 했다. 하지만 최근 과학자들은 항체보다 크기가 작은 펩타이드를 활용하거나 특수 기술을 접목하여 위산을 견디고 장에서 흡수되어 항체만큼 강력한 효과를 내는 경구용 신약(예를 들어 존슨&존슨의 건선 치료제)을 개발하고 있으며, 임상시험에서 성공적인 결과를 보이고 있다. 특히 존 슨&존슨(얀센)이 개발 중인 JNJ-2113은 프로타고니스트테라퓨 틱스Protagonist Therapeutics의 독자적인 '경구용 펩타이드 플랫폼' 기술을 적용하여 펩타이드가 위산과 소화 효소에 분해되지 않고 장까지 안전하게 도달해 흡수되도록 설계되었다. 또한 궤양성 대장염처럼 장이 아픈 환자를 위해 약이 온몸으로 퍼지지 않고 딱 장에서만 작용하도록 설계된 장 특이적 치료제들도 나오고 있다. 이렇게 되면 전신 부작용은 줄이고 치료 효과는 높일 수 있다.

바이오 벤처들의 또 다른 생존 전략은 '희귀한 것에서 흔한 것으로'이다. 아주 드물게 발생하는 자가염증질환은 유전자 하나가 고장 나서 생기기 때문에 원인이 명확하다. 여기서 효과가 입증된 타깃(IL-1, IL-36 등)을 찾아내 약을 만든 뒤, 나중에 기전이 비슷한 통풍이나 건선 같은 대중적인 질환으로 적용 범위를 넓히는 것이다.

예를 들어, 온몸에 고름이 잡히는 희귀병인 농포성 건선 치료제로 개발된 IL-36 억제제는 이제 더 많은 환자를 위한 치료제로 확장을 꾀하고 있다. 작고 희귀한 단서에서 시작해 거대한 시장을 여는 이 영리한 전략 덕분에 인류는 정복하지 못한 질병들을 하나씩 지워나가고 있다.

    면역질환 치료제의 진격

주사기 대신 알약으로: 환자를 위한 기술

아무리 명사수라도 무기가 너무 무겁고 다루기 힘들다면 전쟁에서 이기기 어렵다. 치료제도 마찬가지이다. 아무리 효과가 뛰어난 약이라도, 매일 병원에 가서 아픈 주사를 맞아야 한다면 환자가 지치기 마련이다. 실제로 통계에 따르면, 주사 치료를 시작한 환자의 30~40%가 1년 안에 치료를 포기한다고 한다. 그래서 과학자들은 이제 더 강한 약을 넘어 더 편한 약을 만드는 데 집중하고 있다.

가장 큰 꿈은 경구용(먹는) 치료제이다. 하지만 그동안 면역 치료제의 주류였던 항체는 덩치가 큰 단백질이라 입으로 먹으면 위장에서 소화되어 사라져 버리는 치명적인 약점이 있었다.

이 한계를 넘기 위해 두 가지 전략이 등장했다. 첫째는 '스파이 작전'이다. 덩치 큰 항체 대신 세포막을 자유롭게 통과할 수 있는 아주 작은 화학 물질(저분자 화합물)을 만들어 세포 안으로 침투시키는 것이다. 이미 병원에서 쓰이고 있는 JAK 억제제나 TYK2 억제제가 바로 이 주인공들이다. 둘째는 트로이 목마 전략이다. 앞에서 설명한 것과 같이 단백질 약물에 특수 갑옷을 입혀 위산 공격을 막아내고, 장에서 안전하게 흡수되도록 만드는 첨단 제형 기술이다.

알약 개발이 어려운 경우라면, 주사하는 방식을 편하게 바꾸고 있다. 병원 침대에 누워 몇 시간씩 링거를 맞아야 했던 정맥

주사를 피하주사로 대체하는 기술이 대표적이다. 펜처럼 생긴 자동 주사기를 피부에 대고 버튼만 누르면 끝나기 때문에, 환자들은 일상생활을 방해받지 않고 치료를 이어갈 수 있다.

과거의 치료가 지도 없이 길을 찾는 것이었다면, 미래의 치료는 정밀한 내비게이션을 켜고 목적지로 직행하는 것과 같다. 이것이 바로 바이오마커 기반의 정밀 의료이다.

"이 약이 환자분께 맞을지 일단 써봅시다"라는 말은 이제 옛말이 되고 있다. 치료 전에 혈액 검사나 유전자 분석을 통해 환자의 몸속에서 어떤 신호가 고장 났는지 미리 파악한다. 앞서 살펴봤듯, 천식 환자의 피에서 호산구 수치를 확인해 특정 기준(300/μL) 이상일 때만 호산구 제거제를 처방하면 치료 성공률이 비약적으로 높아진다. 류머티즘성 관절염에서도 특정 항체(ACPA) 유무에 따라 관절 파괴 속도를 예측하고 치료 강도를 조절한다.

이제는 AI가 이 복잡한 데이터를 분석해 준다. 환자의 유전자, 생활 습관, 질병 기록을 AI가 분석하여 "이 환자에게는 A약이 95% 확률로 효과가 있다"라고 의사에게 알려주는 시대가 열리고 있다.

마지막으로 우리 뱃속의 우주, 장내 미생물microbiome이 주목받고 있다. 장내 미생물은 면역계의 훈련 교관과 같다. 아토피나 크론병 환자들은 이 장내 생태계가 파괴되어dysbiosis 유익균은 죽고 유해균이 득세한 상태이다.

이제는 나쁜 균을 죽이는 항생제 대신, 건강한 생태계를 복원

    면역질환 치료제의 진격

하는 치료법이 시도되고 있다. 건강한 사람의 미생물을 이식하는 '분변 미생물 이식'이 연구되고 있으며, 특정 질환을 고치는 유익균만 골라내어 알약으로 만든 '차세대 생균 치료제'도 개발 중이다. 이는 단순히 증상을 덮는 것이 아니라 면역이 자라나는 토양 자체를 건강하게 바꾸려는 근본적인 시도이다.

주사기에서 알약으로, 경험적 처방에서 데이터 기반의 정밀 치료로, 기술의 진화는 환자를 고통스러운 치료 과정에서 해방하고, 더 인간다운 삶을 누리게 하는 방향으로 나아가고 있다.

K-바이오, 추격자에서 설계자로: 글로벌 무대의 새로운 주역

지금까지 K-바이오는 '패스트 팔로워' 전략으로 성장해 왔다. 휴미라, 레미케이드 등 블록버스터 의약품의 특허 만료에 맞춰 발 빠르게 내놓은 바이오시밀러들은 한국 기업들을 글로벌 플레이어로 격상시켰다. 하지만 이제는 전략이 수정되고 있다. 단순히 남의 약을 똑같이 만드는 단계를 넘어, 독자적인 플랫폼 기술과 신약 후보 물질로 글로벌 빅파마들의 러브콜을 받는 기술 이전과 글로벌 임상의 성과가 잇따르고 있기 때문이다.

가장 눈에 띄는 변화는 플랫폼 기술을 활용한 글로벌 임상 진입이다. 에이프릴바이오AprilBio는 약물의 반감기를 획기적으로 늘리는 독자적인 'SAFA 플랫폼' 기술을 무기로 연이은 잭팟을 터뜨렸다. 덴마크 제약사 룬드벡Lundbeck에 기술 이전한 자가면역질환 치료제 APB-A1(CD40L 저해제)은 최근 글로벌 임상 1b상을 성공적으로 마치고 효능을 입증하며 후속 임상을 준비 중이다. 또한 미국 에보뮨Evommune에 기술 이전한 APB-R3(IL-18BP) 역시 최근 글로벌 임상 2상에 진입하며 한국 바이오 벤처의 기술력이 세계 무대에서 통함을 증명하고 있다. 이는 단순한 아이디어 차원이 아니라, 실제 환자에게 투여되어 효능을 입증하는 단계에 도달했다는 점에서 의미가 크다.

자가면역질환의 급성기 증상을 잡는 한올바이오파마의 활약도 독보적이다. 파트너사 이뮤노반트Immunovant를 통해 개발 중인 바토클리맙batoclimab은 우리 몸의 항체 재활용 공장인 FcRn을 억제하여 자가면역 공격을 차단한다. 이 약물은 중증근무력증MG과 갑상샘안병증TED 등을 대상으로 글로벌 임상 3상을 진행 및 완료하며 상용화의 문턱에 가장 근접해 있다. 이는 한국 기업이 개발한 신약이 전 세계 환자에게 처방될 날이 머지않았음을 시사한다.

'제형의 혁신' 또한 K-바이오의 강력한 무기이다. 환자가 병원에서 몇 시간씩 누워 맞아야 하는 정맥주사IV를 집에서 5분만에 맞을 수 있는 피하주사로 바꾸는 변환 효소 기술은 이미 글로벌 표준이 되고 있다. 특정 국내 기업의 이 기술은 머크의 키트루다 등 세계적인 블록버스터 약물들에 적용되며 환자들에게 병원 밖의 삶을 선물하고 있다.

이처럼 한국의 면역질환 치료제 전략은 이제 '복제'에서 '재창조'와 '설계'로 진화했다. 우리가 가진 제조 역량CMO이라는 튼튼한 방패 위에 반감기 연장과 제형 변경, 그리고 신규 타깃 발굴이라는 날카로운 창을 얹은 셈이다. 이 정교한 전략이 적중한다면, K-바이오는 면역질환 치료제 시장의 변방이 아닌 중심에서 새로운 표준을 제시하게 될 것이다.

희망의 증거:
질병을 넘어 자유로운 일상으로

면역치료제의 시대는 이제 막 첫 페이지를 넘겼다. 그 진화 과정을 되짚어보며 우리는 기술이 인간의 고통을 어떻게 줄여왔는지 확인했다. 과거에는 "평생 짊어지고 가야 할 십자가"라며 체념했던 난치성 만성질환이 이제는 과학의 힘으로 '완치 가능한 병' 혹은 '충분히 조절 가능한 병'의 영역으로 들어오고 있다.

미래의 병원은 어떤 모습일까? 더 이상 환자들은 통증 때문에 밤을 지새우거나 남들의 시선이 두려워 집 안에 숨지 않아도 될 것이다. '정밀 의료'와 '예방적 치료'가 결합한 미래에는 질병이 내 삶을 잠식하기 전에 면역 시스템이 미리 균형을 되찾는다. 아토피가 있던 아이는 가려움 대신 달콤한 잠을 선물 받고, 류머티즘성 관절염을 앓던 노인은 다시 힘차게 등산로를 오르게 될 것이다. 우리는 머지않아 고장 난 면역 시스템을 '리셋'하여 근본적으로 치유하고, 잃어버렸던 평범한 일상을 회복하는 시대를 맞이할 것이다.

무엇보다 고무적인 것은, 이 가슴 벅찬 여정에서 우리 기업들이 당당한 주역으로 서 있다는 사실이다. 좁은 실험실에서 시작된 한국 과학자들의 열정은 이제 태평양을 건너 전 세계 환자들에게 새로운 삶을 전하고 있다. 주사기 대신 간편한 알약으로, 고통스러운 입원 대신 따뜻한 집에서의 관리로 바뀌어가고 있는 의료 현장 곳곳에 K-바이오의 기술이 숨 쉬고 있다. 우리가 가진 우수한 기술력과 끈기 있는 도전 정신이라면, 글로벌 헬스케어 시장의 판도를 바꾸고 인류의 건강한 수명을 늘리는 데 결정적인 역할을 할 수 있을 것이다.

면역치료제가 그려내는 미래에는 선명한 희망의 빛이 비친다. 우리는 머지않아 질병이라는 감옥 문을 활짝 열고 나와 건강하고 자유로운 삶을 온전히 누리는 시대를 맞이할 것이다. 이것은 먼 훗날에 일어날 SF가 아니라 지금 우리 곁에서 일어나고 있는 가장 따뜻한 기술 혁명이다. 그 기적의 여정에 당신과 내가, 그리고 우리가 함께하고 있다.

6장

K-바이오의 미다스 손

연구실의 원석을 세계적인 신약으로 조각하는 법

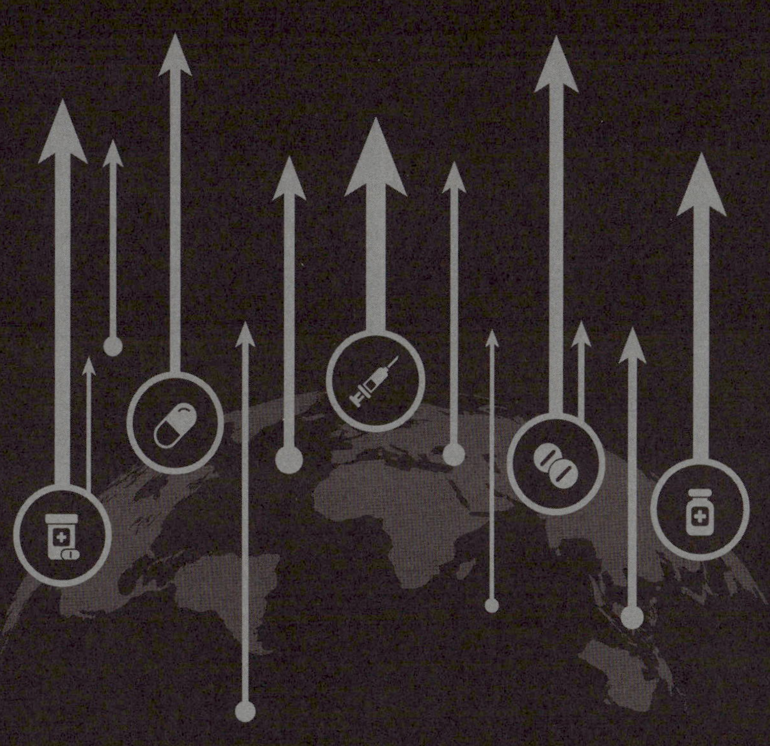

K-팝의 시스템에서 K-바이오의 길을 묻다: '양적 착시'를 넘어

전 세계 엔터테인먼트 시장을 뒤흔든 K-팝의 성공 비결을 논할 때, 흔히 무대 위 아티스트 개인의 화려한 재능에 주목한다. 하지만 산업적인 관점에서 그 이면을 깊이 들여다보면, 더 놀라운 것은 그 재능을 발굴하고 혹독하게 단련시키며 시장에 맞는 상품으로 기획해 내는 거대한 '시스템'의 존재다. JYP, SM, 하이브와 같은 기획사들은 길거리에 숨어 있는 원석을 찾아내고, 수년간의 체계적인 트레이닝을 거치게 하며, 세계 최고의 작곡가와 프로듀서, 비주얼 디렉터를 붙여 글로벌 스타라는 완성된 상품으로 만들어낸다. 단순히 노래 잘하고 춤 잘 추는 아이를 무대에 세우는 것이 아니라, 철저한 시장 분석을 바탕으로 콘셉트를 기획하고 그에 맞춰 계산된 육성 과정을 거치는 것이다. 이것이 바로 K-팝이 보여준 '재능의 산업화'이다.

이제 시선을 우리 바이오 산업(K-바이오)으로 돌려보자. 대한민국은 매년 수조 원의 막대한 정부 R&D 예산을 바이오 분야에 투입한다. 그 결과, 대학과 연구소의 불 꺼지지 않는 연구실에서는 세계적인 수준의 논문이 쏟아져 나오고, 특허 출원 건수 역시 글로벌 상위권을 자랑한다. 통계적으로 한국이 보유한 신약 파이프라인의 수는 미국, 중국에 이어 세계 3위 수준이라고 한다. 언뜻 K-팝으로 치면 데뷔를 꿈꾸는 재능 있는 '연습생(초기 기술)'이 차고 넘치는 상황처럼 보인다.

하지만 우리는 이 지점에서 냉정하게 현실을 직시해야 한다. 과연 이 숫자가 곧 K-바이오의 경쟁력을 의미하는가? '세계 3위'라는 파이프라인 중 바이오·제약 산업의 글로벌 최대 컨벤션 BIO 인터내셔널 같은 글로벌 무대에 내놓았을 때, 빅파마의 눈길을 사로잡을 만한 혁신적이고 탄탄한 경쟁력을 갖춘 기술은 과연 몇 개나 될까? 우려스럽게도, K-바이오의 현실은 '풍요 속의 빈곤'에 가깝다. 수많은 중소 바이오 벤처가 하나의 파이프라인에 회사의 운명을 걸고 있다. 물론 적응증을 확장하며 가능성을 높이려 애쓰지만, 안타깝게도 초기 단계에서 국내 투자자들의 확신을 얻지 못하거나 의미 있는 협력 모델을 만들지 못한 채 고군분투하는 경우가 허다하다. 글로벌 경쟁력은 고사하고 생존 자체가 버거운 것이 현실이다.

그럼에도 불구하고 현재의 정책과 산업계의 요구는 종종 현실과 동떨어져 있다. 뭉뚱그려 "벤처에 더 많은 투자가 필요하

　　　　　　　　　　　　　　　　　　　K-바이오의 미다스 손

다", "제약사가 투자자와 협업을 통해 이끌어가야 한다", "글로벌 기술 수출을 하라"라고 요구한다. 하지만 이는 준비되지 않은 선수에게 올림픽 금메달을 따오라고 다그치는 것과 다를 바 없다. 단순히 자금을 붓거나 협력을 강요한다고 해서 경쟁력이 없는 파이프라인이 갑자기 블록버스터가 되지는 않는다.

진정한 해결책은 현재 보유한 파이프라인에 대한 냉철하고 합리적인 판단에서 시작해야 한다. 가능성이 작은 것에 매몰되기보다 과감한 결단을 내리고 외부의 더 좋은 기술 도입을 통하여 회사의 가치를 높일 수 있는 유연함이 필요하다. 매력적인 기술과 데이터를 갖춘 회사가 되어야 투자도, 협력도 자연스럽게 따라오기 때문이다. 그리고 이 과정에는 반드시 산업계의 전문적인 시각이 개입되어야 한다.

학문적 성공과 산업적 성공의 괴리

이 문제를 근본적으로 이해하기 위해서는 대학(학계)과 기업(산업계)이 바라보는 '성공'의 정의가 얼마나 다른지 먼저 깨달아야 한다. 이 간극을 메우지 못하면 K-바이오의 생산성은 영원히 제자리걸음 할 수밖에 없다.

대학 연구실의 목표는 '학문적 성공'이다. 이는 농부가 훌륭한 배추를 키워내는 것과 같다. 비바람을 견디고 크고 싱싱한 배추를 수확하여 농산물 품평회에서 대상을 받는 것, 즉 임팩트 팩터

impact factor가 높은 저널에 논문을 싣고 학문적 독창성을 인정받는 것이 그들의 최우선 목표다. 정부 역시 이러한 정량적 지표를 바탕으로 연구 성과를 평가하고 예산을 지원한다.

반면, 제약 산업의 목표는 '산업적 성공'이다. 시장의 소비자는 밭에서 갓 뽑은 흙 묻은 배추 자체를 원하지 않는다. 그 배추를 깨끗이 씻고 절여, 갖은양념을 버무려 '맛있는 김치'라는 상품으로 만들고, 소비자가 기꺼이 지갑을 열 만한 매력적인 포장지에 담아 마트에 진열해야 비로소 성공이라 부른다. 신약 개발에서 이는 곧 실험실 수준의 데이터를 넘어, 전임상 독성 시험을 통과하고, 규제 기관이 요구하는 까다로운 임상 프로토콜을 충족하며, 최종 허가를 받아내는 지난한 과정을 의미한다.

지금 K-바이오는 이 두 세계 사이의 거대한 간극인 '죽음의 계곡' 앞에 멈춰 서 있다. 대학 연구자들은 "이렇게 혁신적인 기전을 밝혀냈는데 왜 알아보지 못하냐"라고 불만을 토로한다. 반면 기업은 "학문적으로 훌륭할지 몰라도, 신약으로 개발하기엔 안전성도, 약효 지속성도, 생산 가능성도 검증되지 않은 날것일 뿐이다"라고 외면한다. 이런 구조적인 불일치를 해결하지 않는한 막대한 R&D 예산은 공중으로 흩어질 뿐이며, K-바이오의 질적 성장은 요원할 것이다.

산업계의 '매의 눈'과 AI로 무장한 실무 기동대: K-바이오 컨설팅 그룹

　죽음의 계곡을 건너기 위해 지금 가장 절실한 것은 자본 이전에 '사람', 정확히 말해 산업계의 시각을 가진 전문가이다. 단순히 박사 학위가 있거나 교수 타이틀을 가진 연구자가 아니라, 글로벌 제약 현장에서 신약 개발의 A부터 Z까지를 뼛속 깊이 경험하며 성공과 실패를 맛본 베테랑이 필요하다.

　나는 이들을 모아 'K-바이오 컨설팅 그룹(가칭)'을 조직할 것을 제안한다. 이 조직은 은퇴한 원로가 뒷짐 지고 훈수나 두는 단순한 자문 기구가 아니다. 여기에서 필요한 인재상은 철저한 '실무형 임원'이다.

　이들은 대학과 연구소의 수많은 연구 결과물 중에서 상품이 될 만한 원석을 골라내는 '매의 눈'을 가진 감별사이다. 어떤 기술이 상업적 성공(L/O, FDA 허가, 매출 발생)에 가까운지 본능적으로 판단할 수 있는 능력을 갖춰야 한다.

　특히 지금은 시대가 변했다. 과거에는 임원급 전문가가 움직이려면 팀 단위의 지원이 필요했지만, 생성형 AI와 고도화된 데이터 분석 도구의 발전으로 이제는 노련한 전문가 한 명이 AI를 비서 삼아 과거 5~6명의 팀원이 하던 업무를 혼자서 처리할 수 있게 되었다. 따라서 K-바이오 컨설팅 그룹의 전문가는 다음과 같은 역량을 갖춘 슈퍼 제너럴리스트여야 한다.

- **전 주기적 통찰력**: 후보 물질 발굴부터 임상, 허가, BD까지의 전체 흐름을 꿰뚫고 있어 초기 단계에서부터 최종 허가를 염두에 둔 전략 수립이 가능한 사람.

- **실무 능력**: "이거 한번 알아 와봐"라고 지시하는 것이 아니라 직접 논문을 검색하고, 경쟁 약물의 임상 데이터를 뜯어보고, IND(임상시험계획) 문서를 작성하거나 수정할 수 있는 실무 능력을 갖춘 사람.

- **AI 리터러시**: 최신 AI 도구를 활용해 업무 효율을 극대화하여 혼자서도 속도감 있게 프로젝트를 완결할 수 있는 사람.

이러한 산업계 전문가들이 바이오 벤처나 대학 연구소에 투입되어 수행할 역할은 두 가지 측면에서 중요하다. 첫째, 현재 벤처들이 보유한 파이프라인에 대해 냉정한 진행 여부Go/No-Go 판단을 내릴 수 있다. 이들은 가망 없는 프로젝트에 자원을 낭비하는 것을 막고 가능성 있는 프로젝트에 집중하게 한다. 둘째, 대학이나 연구소에 잠자고 있는 기술 중 학문적 우수성이 아닌 철저히 상업적 성공 가능성이 높은 것을 발굴하여 기술 도입을 원하는 벤처들과 연결해 주는 가교 구실을 한다. 이들은 단순한 조언뿐만이 아니라 필요에 따라서는 프로젝트 PM이 되어 흙 묻은 배추를 김치로 가공하는 전 과정을 직접 지휘하고 실행하는 객원 셰프 역할을 수행하게 될 것이다.

K-바이오 성공의 나침반: K-DDI

준비된 셰프(전문가)들이 마음껏 요리할 수 있는 거대한 주방과 시스템이 필요하다. 이것이 바로 한국형 벤처 크리에이션 모델 '한국신약개발연구소Korea Drug Development Institute, K-DDI(가칭)'가 필요한 이유다. K-DDI는 기존의 연구비 관리 기관이나 단순한 중개 센터와는 본질적으로 다른, 능동적인 '사업 개발 및 기획 본부'가 되어야 한다. 단순히 예산을 배분하고 영수증을 검사하는 곳이 아니다. 이곳은 선구안을 가진 업계 최고의 리더들, 즉 앞서 설명한 K-바이오 컨설팅 그룹의 전문가가 모여 어떤 기술이 시장에서 통할지 판단하고 과감하게 투자하며 직접 사업을 만들어내는 '벤처 크리에이션venture creation' 본부이다. K-DDI의 핵심 기능은 대학 및 연구소의 유망 기술을 산업계의 기준에 맞춰 재가공하여 벤처 생태계로 공급하는 구조적인 가교 구실이다.

그 구체적인 프로세스는 다음과 같다. 첫째, 능동적 발굴과 선별이다. K-DDI는 연구자의 지원을 기다리지 않는다. K-DDI의 전문가들, 즉 K-바이오 컨설팅 그룹의 산업계 전문가들이 주축이 되어 전국의 대학과 연구소의 특허와 연구 성과를 스크리닝한다. 철저히 산업계의 시각에서 돈이 될 기술, 글로벌 시장의 미충족 수요를 해결할 기술을 먼저 찾아낸다.

둘째, 구조적 권리 확보와 검증이다. 이것이 K-DDI 모델의 핵심이다. 개별 벤처가 대학 산학협력단TLO을 상대하며 복잡한 기술 이전 협상을 하기는 어렵다. 이를 K-DDI가 대신한다. K-DDI는 선별된 기술에 대해 각 대학 TLO와 협의하여 개발 권리(옵션 등)를 먼저 확보한다.

셋째, 산업계 기준의 데이터 패키지 완성이다. 확보된 기술은 바로 벤처로 넘어가지 않는다. K-DDI의 주도하에 정부 연구비나 자체 펀드를 투입하여, 산업계 전문가(K-바이오 컨설팅 그룹)들이 요구하는 수준의 추가 연구를 진행한다. 이는 단순한 기초 연구의 연장이 아니다. 제약사들이 기술 도입 검토 시 반드시 확인하는 데이터, 예를 들어 예비 독성 시험, 물질의 안정성 데이터, 경쟁 약물 대비 확실한 효능 데이터 등을 확보하여 완성도 높은 데이터 패키지를 만드는 과정이다. 이 단계에서 상업적 가치가 없다고 판단되면 과감히 중단한다.

넷째, 벤처로의 공급 및 벤처 크리에이션이다. 이렇게 산업적 검증을 마친, 성공 확률이 높아진 파이프라인이 비로소 벤처에 제공된다. 기존의 벤처가 이를 도입하여 파이프라인을 고도화할 수도 있고, 기술 이전의 가능성을 높인다. 또한 아이디어를 처음부터 설계해 회사를 만들어내는 플래그십 파이어니어링 Flagship Pioneering 모델의 적용도 가능하다. 미국의 모더나를 만든 플래그십 파이어니어링은 외부 벤처에 투자하는 것을 넘어 내부에서 가설을 세우고 필요한 기술들을 묶어 직접 회사를 설립한다. K-DDI 역시 전문가들이 발굴하여, 필요한 데이터를 갖춘 물질 및 기술들을 성격에 맞게 잘 묶으면, 단일 기술로는 약하지만 상호 보완적인 기술들(예를 들어 A대학의 타깃 물질과 B연구소의 약물 전달체)을 결합하여 강력한 경쟁력을 가진 신설 법인을 창업할 수도 있다.

이 과정에서 K-DDI의 리더십이 가진 '산업적 통찰력'이 무엇보다 중요하다. 돈을 주는 것보다 더 중요한 것은 될성부른 떡잎을 알아보고, 안 될 프로젝트는 과감히 중단시켜 자원의 낭비를 막는 결단력이다.

대학 안의 제약 회사, 오하이오주립대 DDI의 교훈

필자가 K-DDI를 생각했던 계기는 몇 년 전 BIO 인터내셔널 미팅에서 만난 미국 오하이오주립대OSU의 DDI를 보고 나서이다. 이들은 우리가 지향해야 할 모델을 잘 보여준다. OSU DDI는 "대학의 연구 성과를 환자를 위한 솔루션으로 바꾼다"라는 명확한 미션을 가지고 대학 내부에 설립된 '가상의 제약 회사'이다. 운영은 철저히 화이자, 머크 등 글로벌 빅파마에서 20~30년씩 신약을 개발해 본 산업계 베테랑들이 주도한다. 이들은 교수의 연구 파트너이자 냉철한 감독관 역할을 수행한다.

이들의 핵심 미션은 교수들의 연구 성과를 냉철하게 검증하는 것이다. 소위 '킬러 실험killer experiment'을 통해 기술의 약점을 조기에 찾아내고, 상업화 가능성이 낮은 프로젝트는 가차 없이 중단시킨다. 반면, 이 혹독한 검증을 통과한 기술에는 자금과 인력을 집중 투입하여 제약사가 탐낼 만한 수준의 데이터 패키지를 완성한다. 그 결과, OSU DDI를 졸업한 기술들은 높은 가격에 기술 이전하거나 성공적인 스핀오프 기업으로 성장하고 있다. K-DDI는 이러한 기능을 국가 차원으로 확대한 모델이라 할 수 있다.

생태계의 용광로: K-바이오 이노베이션 데이

마지막으로, K-DDI와 K-바이오 컨설팅 그룹이 만들어낸 성과들이 시장과 만나 스파크를 일으키는 장이 필요하다. 이를 'K-바이오 이노베이션 데이(가칭)'이라고 하고자 한다. 이는 단순한 학술대회가 아니다. 검증된 기술과 이를 원하는 기업, 그리고 전문성을 갈구하는 벤처가 만나는 실질적인 비즈니스의 용광로가 되어야 한다.

오전 세션: 인사이트와 비전

오전은 배움과 통찰의 시간이다. 하지만 흔히 열리는 뻔한 기조 강연이 아니다. K-바이오 컨설팅 그룹의 산업계 전문가들이 머리를 맞대고 선정한, 지금 가장 시급하고 중요한 최신 글로벌 R&D 트렌드와 성공적인 사업화 전략이 공유된다. "최근 FDA 항암제 심사 트렌드의 구체적 변화와 대응 전략", "빅파마가 실제로 찾고 있는 기술 트렌드와 성공적인 L/O 사례 분석" 등 교과서에는 없는 현장의 생생한 경험과 전략이 기조 강연으로 제

  K-바이오의 미다스 손

공된다. 이를 통해 참가자들은 글로벌 눈높이를 체감하고 산업계의 시야를 넓히게 된다.

오후 세션: 기술 경매와 연결

오후는 철저히 실무 중심으로 두 가지 트랙으로 나뉘어 실질적인 가치를 창출한다.

트랙 A: 기술 경매 & 파트너링(딜 메이킹)

한쪽에서는 K-DDI를 통해 산업적 검증을 마치고 매력적인 데이터 패키지를 갖춘 유망 기술 파이프라인들이 공개된다. 그리고 이 기술 및 물질에 대한 일종의 '기술 경매tech auction'가 진행된다. 기술 도입을 원하는 제약사 및 중소바이오벤처가 참여하여 경쟁적인 비딩을 통해 우선 협상권을 획득하는 방식이다. 이는 기술의 가치를 시장에서 즉각적으로 검증받고 신속한 기술 이전과 사업화를 촉진하는 기폭제가 될 것이다.

트랙 B: 일대일 무료 컨설팅(문제 해결)

다른 한편에서는 K-바이오 컨설팅 그룹의 산업계 전문가들과 중소바이오벤처의 만남이 이뤄진다. 사전에 신청하여 매칭된 벤처 기업들이 평소 풀지 못했던 구체적인 애로사항(임상 디자인, 허가 규제, DB 전략 등)을 가지고 전문가들과 1:1 미팅을 갖는다. 30분간 진행되는 이 무료 컨설팅을 통해 벤처는 실무형 전문가들의 경험과 노하우를 공유받고 즉각적인 문제 해결의 실마리를 찾게 된다. 이는 벤처에는 가뭄의 단비가 되고, 전문가들에게는 잠재적인 고객을 만나는 기회가 된다.

K-팝의 교훈, '줍는' 산업에서 '만드는' 산업으로

다시 처음의 질문으로 돌아가 보자. K-팝은 어떻게 세계를 제패했는가? 그들은 단순히 재능 있는 아이가 태어나기만을 기다리지 않았다. 재능을 알아보고(발굴), 체계적으로 키우고(육성), 시장이 원하는 형태로 다듬어(기획), 화려하게 데뷔시키는(사업화) 완벽한 시스템을 구축했다.

지금 K-바이오에 필요한 것이 바로 이 시스템이다. 우리는 지금까지 운 좋게 광야에 널린 원석 중 빛나는 것을 발견하기만을 기다리는 채집, 즉 '줍는picking' 수준에 머물러 있었다. 파이프라인의 숫자가 많다는 양적 착시에 빠져 정작 글로벌 시장에서 통할 품질을 갖추는 시스템을 만드는 데는 소홀했다.

이제는 바뀌어야 한다. 우연에 기대는 방식에서 벗어나 K-팝이 보여준 성공 방정식을 바이오 산업에 이식해야 한다.

K-바이오 컨설팅 그룹: K-팝 프로듀서와 같은 산업계의 냉철한 시각을 가진 전문가 그룹

K-DDI: K-팝 기획사와 같은 대학의 원석을 구조적으로 확보하고 산업적 기준으로 제련하는 플랫폼(K-DDI)

　　　　　　　　　　　　　　　　　　K-바이오의 미다스 손

K-바이오 이노베이션 데이: 화려한 데뷔 무대와 같은 기술과 자본이 만나는 비즈니스의 장

이 세 가지 핵심 축이 유기적으로 결합하여 작동할 때, 비로소 대학 연구실의 빛나는 과학이 죽음의 계곡을 건너 인류의 질병을 치료하고 막대한 국부를 창출하는 세계적인 신약으로 조각될 수 있을 것이다. '만드는making' 산업으로의 위대한 전환, 이것이 바로 K-바이오가 추구해야 할 진정한 의미의 '미다스 손'이다.

K-바이오텍을 위한 글로벌 BD 전략

파트너링 미팅, 명함을 넘어 실제 계약으로 가는 길

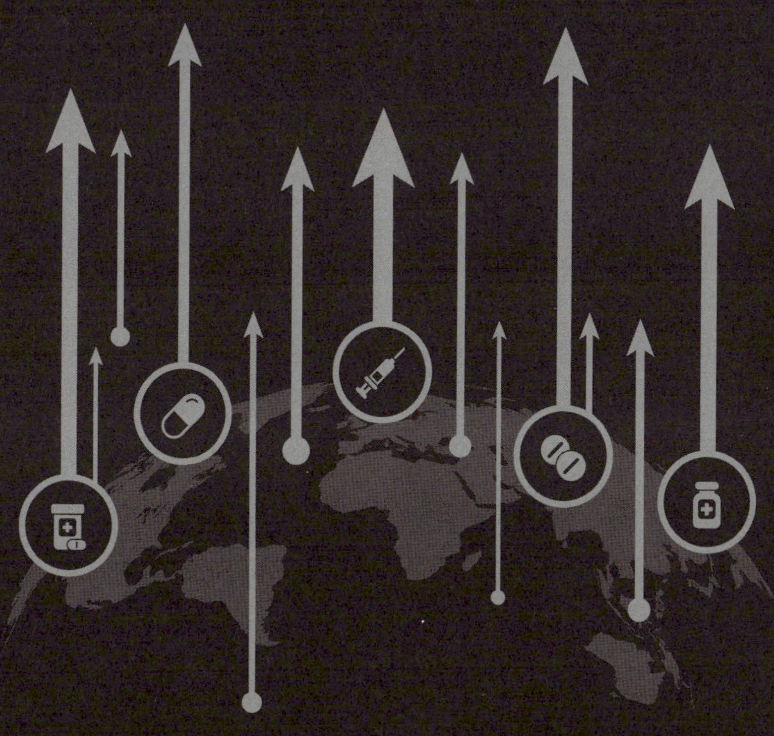

BD 전문가가 되기 위한 3가지 핵심 역량

2023년 샌프란시스코 J.P.모건 헬스케어 콘퍼런스에서 한국의 한 바이오텍 대표는 3일간 22개의 파트너링 미팅을 소화했다. 명함은 수북이 쌓였고, "We are very interested"라는 말도 여러 번 들었다. 하지만 6개월이 지나도 단 한 건의 주요 거래 조건서Term Sheet도 받지 못했다. 무엇이 문제였을까?

많은 한국 바이오텍이 흔히 하는 가장 큰 착각은 '기술이 좋다면 빅파마가 알아서 사간다'는 믿음이다. 하지만 현실은 다르다. 기술의 우수성은 딜deal(거래)의 필요조건일 뿐 충분조건이 아니다. 글로벌 제약사들은 매년 수천 건의 기술을 평가하지만 그중 실제 계약으로 이어지는 것은 단 1~2%에 불과하다.

2023년 이밸류에이트파마Evaluate Pharma의 보고서에 따르면, 글로벌 라이선싱 딜의 평균 성사율은 전임상 단계에서 약 3%,

임상 1상에서 8%, 임상 2상 개념증명proof of concept, PoC 확인 후에는 25%까지 상승한다. 이 숫자가 말해주는 것은 명확하다. BD는 단순한 영업이 아니라 비즈니스 구조를 설계하는 전략적 활동이다.

그렇다면 진정한 BD 전문가가 되기 위해서는 어떤 핵심 역량이 필요할까?

첫째는 과학적 통찰력. 이는 단순히 논문을 읽고 이해하는 수준을 넘어선다. 상대방, 즉 빅파마의 언어로 우리 기술의 가치를 번역하는 능력이다. 예를 들어, 당신이 새로운 KRAS G12C 억제제를 개발했다고 하자. 과학자는 "우리 물질은 IC50가 2nM이고, 선택성selectivity이 100배 이상입니다"라고 설명할 것이다.

하지만 BD 전문가는 다르게 말한다. "암젠의 루마크라스는 1차 치료에서 내성 문제가 있습니다. 우리 물질은 루마크라스 내성 환자의 40%에서 활성을 보였고, 이는 약 2억 달러의 추가 시장을 의미합니다. 또한 병용요법 가능성을 고려하면…"

2023년 미라티테라퓨틱스Mirati Therapeutics가 BMS에 58억 달러에 인수된 사례를 보자. 미라티의 핵심 자산인 아다그라십adagrasib은 암젠의 소토라십sotorasib(루마크라스) 대비 특별히 효능efficacy이 뛰어나지 않았다. 하지만 미라티는 병용요법 전략과 더 넓은 환자군(KRAS G12C 변이의 다양한 암종)이라는 포지셔닝으로 가치를 증명했다.

둘째는 전략적 사고. 시장의 빈틈을 읽고, 그에 맞는 딜 구조를 설계하는 능력이다. 기술 이전, M&A, 공동 개발co-development

중 무엇이 적합할지 판단하는 것은 순전히 전략의 영역이다.

2018년 유한양행은 레이저티닙lazertinib을 얀센Janssen에 기술 이전하면서 공동 개발 구조를 택했다. 단순 기술 이전이었다면 선급금Upfront과 단계별 기술료Milestone(마일스톤)로 끝났겠지만, 공동 개발을 통해 한국 시장 권리를 유지하고, 더 높은 마일스톤과 경상 기술료Royalty를 확보했을 것으로 보인다. 이것이 전략적 사고의 결과다.

또 다른 예시로, 옵션 계약Option Deal 구조가 있다. 빅파마에게 일정 기간(보통 6개월~2년) 동안 특정 마일스톤 달성 시 본계약을 체결할 수 있는 권리를 주는 것이다. 바이오텍은 옵션 비용Option Fee을 받아 당장의 현금 유동성을 확보하고, 빅파마는 리스크를 줄이며 의사결정 시간을 벌 수 있다. 2020년 길리어드와 티조나테라퓨틱스Tizona Therapeutics 간의 면역항암제 옵션 딜이 대표적이다.

셋째, 협상 및 법률 역량. 계약서는 전쟁터다. 한 줄의 조항이 수백억 원의 가치를 좌우한다. 실제로 한 국내 바이오텍이 글로벌 파마와 기술 이전 계약을 체결하면서 '개발 의무Diligence Obligation' 조항을 제대로 검토하지 않았다.

계약서에는 "기술 도입사는 제품 개발을 위해 상업적으로 합리적인 노력을 기울여야 한다"라고만 되어 있었다. 문제는 "상업적으로 합리적인commercially reasonable"의 정의가 모호하다는 것이다. 결과적으로 글로벌 파마는 임상 2상 실패 후 개발을 중단했고, 바이오텍은 권리를 되찾기까지 3년의 법적 분쟁을 겪어야 했다.

반대로 실패를 반면교사 삼아 계약 구조를 고도화한 사례도 있다. 한미약품은 2015년 이후 사노피, 얀센 등 글로벌 빅파마로부터 권리를 반환받는 아픔을 겪었으나, 이를 BD 역량 강화의 결정적 계기로 삼았다. 이후 2020년 머크와 1조 원대 NASH 치료제(에피노페그듀타이드) 기술 이전 계약을 체결할 때는, 단순히 물질을 넘기는 것에 그치지 않고 파트너사의 확고한 개발 의지를 담보할 수 있도록 계약 구조를 정교화했다. 특히 반환된 후보 물질을 재정비하여 더 적합한 파트너에게 더 나은 조건으로 재판매Reselling하는 저력을 보여주었는데, 이는 계약서의 독소 조항을 걸러내고 파트너를 관리하는 역량이 기술력만큼이나 중요하다는 사실을 입증한 사례다. BD 전문가는 이러한 독소 조항을 사전에 걸러내고, 회사의 이익을 방어할 수 있어야 한다. 이를 위해서는 단순한 법률 지식을 넘어 협상 테이블에서의 레버리지를 이해하고 활용하는 능력이 필요하다.

시장의 판이 바뀌다: 글로벌 딜 트렌드의 변화

저자의 경험으로 보면, 2020년까지 글로벌 제약사들의 BD 전략은 싸게, 빨리, 많이 도입하고, 그중 몇 개가 성공하면 된다는 포트폴리오 접근법이었다. 당시의 논리는 이랬다. "임상 전략과 개발 경험은 우리(빅파마)가 훨씬 많다. 저평가된 전임상/임상

　　　　　부록: K-바이오텍을 위한 글로벌 BD 전략

1상 자산을 대량으로 도입해서, 우리의 노하우로 성공시키면 엄청난 수익을 낼 수 있다."

실제로 2018년 초 셀진Celgene은 주노테라퓨틱스Juno Therapeutics를 90억 달러에 인수하며 CAR-T 시장에 진출했고, 같은 해 길리어드는 카이트파마를 119억 달러에 인수했다. 둘 다 상업화 이전의 자산이었다. 아스트라제네카는 2019년 다이이찌산쿄의 ADC 플랫폼을 임상 초기 단계에 13.5억 달러 선급금으로 도입했다.

하지만 2020년 이후 판이 바뀌었다. 코로나 팬데믹은 제약 산업에 두 가지 중요한 교훈을 남겼다. 첫째, 임상 실패의 비용이 예상보다 훨씬 크다는 것. 둘째, 자본 효율성이 생존의 핵심이라는 것. 2020~2022년 사이 많은 빅파마가 조기 도입한 파이프라인의 대규모 실패를 경험했다.

로슈는 30여 개의 초기 단계 프로그램을 중단했고, GSK는 면역항암제 포트폴리오를 대폭 축소했다. 화이자도 JAK 억제제 등 여러 프로그램을 단계적으로 정리했다. 이러한 맥락에서 제약·바이오 산업의 고질적인 난제인 '이룸의 법칙Eroom's Law'은 더욱 뼈아픈 현실로 다가온다. 무어의 법칙Moore's Law을 거꾸로 읽은 이 용어는, 기술이 발전함에도 불구하고 신약 개발 비용은 기하급수적으로 증가하는 반면 R&D 생산성은 오히려 저하되는 현상을 의미한다.

투입되는 자본 대비 성공 확률이 낮아지는 이 역설적인 상황을 타개하기 위해, 글로벌 빅파마들의 기술 도입 전략은 획기적인 변화를 맞이했다. 과거에는 잠재력 있는 초기 단계 물질을 선점하는 데 주력했다면, 이제는 불확실성을 최소화하기 위해 '임상 PoC'가 확보된 자산을 집중적으로 타기팅하기 시작한 것이다. 즉, 단순히 혁신적인 기전보다는 실제 환자 데이터를 통해 효능이 입증되어 위험이 제거된 파이프라인을 도입함으로써, 자본 효율성을 극대화하고 후기 임상 성공률을 담보하려는 보수적이면서도 실리적인 전략이 시장의 새로운 표준으로 자리 잡고 있다. 구체적인 숫자로 보자. 이밸류에이트파마의 2023년 데이터에 따르면 다음과 같다.

- 2019년 전임상 단계 딜의 평균 선급금: 1억 5000만~3억 달러
- 2023년 전임상 단계 딜의 평균 선급금: 1억~3억 달러(감소)
- 2019년 임상 2상 PoC 이후 딜의 평균 선급금: 8000만~1억 5000만 달러
- 2023년 임상 2상 PoC 이후 딜의 평균 선급금: 5000만~1억 5000만 달러, 하지만 주요 최상위권 딜의 경우, 2억~4억 달러(2배 이상 증가).

대표적 사례가 2023년 머크가 실시한 다이이찌산쿄와의 ADC 확대 계약이다. 머크는 이미 엔허투가 HER2 양성 유방암에서 성공을 거둔 후 55억 달러의 추가 투자로 3개의 추가 ADC 프로그램을 확보했다. PoC가 검증된 플랫폼에 큰 돈을 투자한 것이다.

 부록: K-바이오텍을 위한 글로벌 BD 전략

하지만 모든 분야가 동일하게 변한 것은 아니다. 모달리티에 따라 빅파마의 도입 시점이 다르다.

전통적 모달리티: 저분자 화합물, 단일클론항체

전통적인 저분자 화합물이나 단일클론항체의 경우, 계열 내 최고 데이터가 없다면 임상 PoC는 필수가 되었다. 이미 시장에 경쟁 약물이 많고, 작용 기전도 잘 알려져 있기 때문이다. 예를 들어 KRAS 억제제 시장을 보자. 암젠의 소토라십(2021년 승인), 미라티의 아다그라십(2022년 승인) 이후 후발주자들은 더 강력한 차별화 데이터가 필요하다. 2023년 노바티스가 레볼루션메디신의 RMC-6236을 도입할 때, 선급금 1억 5000만 달러를 지불했지만, 이미 임상 1상에서 유망한 데이터가 나온 상태였다. 항체 신약의 경우도 마찬가지다. PD-1/PD-L1 항체는 이미 수십 개가 개발되었고, 신규 진입자는 특별한 장점(더 긴 반감기, 더 적은 부작용, 독특한 병용 가능성 등)을 입증해야 한다.

신규 모달리티 및 플랫폼 기술

반면, 새로운 모달리티나 플랫폼 기술의 경우, 초기 단계 딜이 여전히 유효하다. 빅파마들이 자체적으로 보유하지 못한 플랫폼 기술을 확보하기 위해서는 조기 투자가 필요하기 때문이다.

- ADC(항체-약물 접합체): 리가켐바이오사이언스의 사례가 완벽한 예시다. 2022년 얀센과의 딜(최대 17억 달러), 애브비와의 딜

(최대 18억 달러) 모두 임상 초기 단계였지만, 콘주올ConjuAll 플랫폼 기술의 독창성과 확장 가능성을 인정받아 거액의 계약을 체결했다. 2023년 머크도 리가켐과 22억 달러 규모의 추가 계약을 맺었다.

- TPD(표적 단백질 분해): 2021년 체결된 아비나스와 화이자의 초대형 계약이 이 분야의 잠재력을 증명하는 결정적인 사례다. 화이자는 아비나스의 유방암 분해제(프로탁)인 ARV-471을 공동 개발하기 위해 선급금으로만 6억 5000만 달러를 지급했고, 추가로 3억 5000만 달러 규모의 지분 투자를 단행했다. 즉, 계약 체결과 동시에 10억 달러의 현금을 쏘아 올린 것이다. 총 계약 규모는 24억 달러에 달했다. 당시 ARV-471은 임상 2상 진입 단계였음에도 불구하고, 플랫폼 기술의 확장성과 초기 임상 데이터의 우수성을 인정받아 이러한 파격적인 조건이 성사되었다. 이는 신규 모달리티에서 확실한 데이터가 나오면 빅파마가 얼마나 공격적으로 자본을 투입하는지를 보여주는 상징적인 딜이다.

- CGT(세포 유전자 치료제): 2023년 BMS가 마일로이드테라퓨틱스Myeloid Therapeutics와 라이선스 및 협력 계약을 체결한 것은 아직 임상 진입도 하지 않은 CAR-T 플랫폼 때문이었다.

- mRNA: 코로나 이후 mRNA 기술의 가능성이 입증되면서 바이오엔텍, 모더나, 큐어백CureVac 등의 플랫폼에 대한 조기 투자가 급증했다.

- AIDD(인공지능 기반 신약 개발): 최근 빅파마들의 가장 뜨거운 관심사 중 하나다. 사노피, 일라이 릴리, 노바티스 등이 아이소모픽

랩스Isomorphic Labs, 리커전Recursion 같은 AI 플랫폼 기업들과 수조 원 규모의 계약을 맺으며 'IT와 바이오의 결합'에 베팅하고 있다. 여기서 한국 AI 신약 개발 기업들이 명심해야 할 점은 데이터 검증이다. 빅파마는 AI가 예측한 화려한 예측값만으로는 움직이지 않는다. 반드시 실제 실험실wet lab 데이터로 그 예측이 맞다는 것을 입증해야 한다. "우리 AI가 이렇게 예측했습니다"가 아니라, "AI가 예측한 대로 실험해 보니 실제로 암세포가 죽었습니다"라는 데이터를 제시할 때 비로소 딜이 시작된다.

빅파마의 전략 모달리티 또는 전략 질환군으로 키우고자 하는 분야는 그나마 초기 단계 도입이 활발하지만, 전통적 모달리티나 경쟁이 치열한 타깃인 경우는 임상 PoC 없이는 딜이 어렵다. 여기서 문제가 발생한다. 빅파마는 임상 PoC를 원하는데, 바이오텍은 임상 PoC까지 갈 돈이 없다. 임상 2상 PoC까지 가는 데 필요한 비용은 적게는 5000만 달러에서 많게는 2억 달러이다. 한국의 중소 바이오텍 대부분은 이 자금을 감당할 수 없다. 2023년 한국거래소 자료에 따르면, 코스닥 바이오 기업의 평균 현금성 자산은 약 300억 원(2300만 달러) 수준이다. 이 돈으로 전임상, 임상 1상, 그리고 운영비까지 감당하면 임상 2상 중반에 자금이 바닥난다.

후기 단계 PoC를 제시하길 원하는 빅파마의 요구와 자금 가용 기간runway이 부족한 바이오텍의 현실, 바로 이것이 바이오텍의 생존 부등식이다.

2022~2023년 글로벌 바이오텍 업계의 대량 구조 조정을 보라. 미국에서만 50개 이상의 바이오텍이 파산하거나 M&A로 흡수되었다. 한국도 예외가 아니다. 여러 파이프라인 보유 기업들이 자금난으로 개발을 중단하거나 대폭 축소했다.

그렇다면 해법은 무엇인가? 첫째, 정부나 대형 제약사의 전략적 투자를 받는다. 하지만 이것은 운이 따라야 한다. 둘째, 상장을 통해 자금을 조달한다. 하지만 바이오 IPO 시장은 글로벌 딜을 요구한다. 셋째, 새로운 자본의 등장을 활용한다. 바로 자산중심신설법인Asset-centric NewCo 모델이다.

위기의 탈출구: 자산중심신설법인 모델

'신설법인NewCo'이라는 말을 들으면 대부분은 미국식 벤처 생성 모델을 먼저 떠올린다. 플래그십 파이오니어링이나 아치 벤처 파트너스Arch Venture Partners처럼 특정 과학 아이디어나 플랫폼을 씨앗 삼아 회사를 처음부터 설계하고 창업하는 방식이다. 과학을 중심에 두고, 인재와 자본을 모아, 아직 존재하지 않는 회사를 만들어내는 모델. 플래그십이 모더나를 탄생시켰고, 아치가 주노테라퓨틱스나 앨나일람 같은 회사를 길러낸 것이 대표적인 사례다.

하지만 최근 바이오 산업에서 빠르게 확산되고 있는 또 하나의 신설법인은 이와 출발점이 전혀 다르다. 여기에는 새로운 과

　　　　　　　부록: K-바이오텍을 위한 글로벌 BD 전략

학도, 창업 신화도 없다. 대신 이미 만들어져 있으나 빛을 보지 못한 자산이 있다. 기술은 충분히 성숙했지만 자금이 부족해 멈춰 선 파이프라인, 회사 내부 전략에서 밀려 서랍 속에 잠들어 있는 후보 물질, 혹은 임상 직전까지 갔지만 더 이상 나아갈 수 없는 프로젝트들. NewCo 모델은 바로 이런 '멈춘 자산'을 다시 움직이기 위해 등장했다.

이 모델은 간단히 말해, 기존 기업의 특정 자산을 떼어내 독립 법인으로 분사하고 그 위에 미국 자본과 미국 경영진을 얹어 개발을 가속화하는 구조다. 새 회사를 만드는 것이 목적이 아니라, 이미 존재하는 자산의 가치를 다른 시장에서 다시 평가받게 하는 데 목적이 있다. 창업이라기보다는 구조조정에 가깝고, 투자라기보다는 금융 공학에 가깝다. 그래서 이 모델을 '구원 투수형 법인 설립'이라고 부르는 사람도 있다. 경기가 이미 기울어버린 뒤에 등판해 흐름을 뒤집는 방식이기 때문이다.

이런 모델이 본격적으로 등장한 배경에는 2020년대 글로벌 바이오 산업의 구조적 불균형이 있다. 한국, 중국, 유럽 등지의 로컬 바이오텍들은 생각보다 좋은 기술과 자산을 갖고 있지만 자금과 네트워크가 부족하다. 전임상이나 초기 임상 단계까지 는 어떻게 버텨도, 본격적인 임상 개발을 시작하는 순간 필요한 자금 규모가 급격히 커진다. 수천억 원 단위의 비용과 장기간의 리스크를 감당하기 어려운 기업들은 결국 파이프라인을 중단하거나 헐값에 넘길 수밖에 없다. 반대로 미국 자본시장은 돈이 넘친다. 투자자들은 '싸게 살 수 있는 검증된 자산'을 찾아다닌다.

이 둘이 만나면서 자연스럽게 하나의 해법이 만들어졌다. 저평가된 자산을 사서 더 높은 평가를 받는 시장으로 옮겨놓는 것. 본질적으로는 차익 거래다. 빅파마가 주저하는 'PoC 리스크'를 금융 자본이 대신 짊어지고 수익을 낸다. 이것이 NewCo 모델의 핵심이다.

실제로 작동 방식은 놀랄 만큼 단순하다. 예를 들어보자. 한국의 한 바이오텍이 전임상을 마치고 임상시험계획 승인 직전 단계의 항암제를 갖고 있다고 하자. 기술력은 충분하지만 자금이 바닥나 임상을 시작하지 못한다. 기업 가치는 5000만 달러 안팎으로 평가된다. 이때 미국 투자자들이 등장한다. 그들은 이 자산의 글로벌 권리를 1000만~2000만 달러 수준에서 확보한다. 직접 라이선스를 받을 수도 있고, 아예 해당 자산을 출자해 새로운 법인을 함께 세울 수도 있다. 그리고 델라웨어에 NewCo를 설립하고, 검증된 미국 바이오텍 CEO를 영입하고, 수천만 달러 규모의 시리즈 A 자금을 조달한다.

그다음부터는 속도가 달라진다. FDA와 직접 소통하며 임상 디자인을 최적화하고, 미국 임상 기관에서 환자를 빠르게 모집하고, 핵심 오피니언 리더와 네트워크를 구축한다. 같은 자산인데도 개발 속도는 눈에 띄게 빨라진다. 18개월에서 2년 안에 1상을 끝내거나 2상 초기 데이터를 확보한다. 바로 그 순간, 기업 가치는 몇 배로 뛰어오른다. 5000만 달러짜리 자산이 3억~5억 달러로 재평가된다. 이후 나스닥 상장이나 빅파마 매각으로 이어지면 투자자들은 10배, 많게는 50배의 수익을 거둔다.

이 모델이 얼마나 강력한지는 문레이크MoonLake 사례가 잘 보여준다. 독일 머크는 소넬로키맙이라는 유망한 이중항체 자산을 갖고 있었지만 내부 전략 변화로 개발이 사실상 멈춰 있었다. 기술은 훌륭했지만 우선순위에서 밀린 전형적인 '서랍 속의 보석'이었다. 이 기회를 포착한 바이오 전문 투자자들과 경영진은 스위스에 NewCo인 문레이크를 설립하고, 머크로부터 해당 물질의 글로벌 권리를 기술 도입했다. 머크는 현금 대신 신생법인의 지분을 받아 수익 상승 여력을 공유하는 구조를 택했다. 문레이크는 명확한 개발 전략과 미국/유럽 자본을 바탕으로 임상을 가속화했고, 설립 불과 1년 만인 2022년 나스닥에 스팩 합병 방식으로 상장했다. 이후 건선 등에서 고무적인 임상 2상 데이터를 발표하며, 현재 시가총액 약 30억 달러 규모의 기업으로 성장했다.

그 결과 머크는 사장될 뻔한 자산으로 수천억 원대의 지분 가치와 마일스톤 수익을 확보했다. 문레이크/투자자는 임상 초기 리스크 없이 검증된 물질을 확보해 단기간에 막대한 수익을 올렸다. 한편, 환자들은 빛을 보지 못할 뻔했던 혁신 신약을 사용할 기회를 얻었다. 빅파마나 로컬 기업이 "돈이 없거나 전략이 안 맞아" 묵혀두고 있는 자산을 분사하여, 미국 자본 시장의 힘으로 가치를 상승시킨 전형적인 성공 방정식이다.

그런데 왜 이런 차이가 나타나는 걸까? 흥미로운 점은, 같은 데이터라도 '어디에 속해 있느냐'에 따라 평가가 달라진다는 사실이다. 미국 회사가 발표한 임상 데이터는 더 높은 신뢰를 얻고, 미국 법인은 자금 조달이 훨씬 쉽고, 빅파마는 미국 기반 기업과 거래하는 것을 편하게 여긴다. 결국 자산의 질뿐 아니라, 자산이 놓인 좌표가 가치를 결정한다. NewCo가 바로 이 좌표를 옮기는 작업이다.

그렇다면 로컬 기업 입장에서는 무엇이 남을까. 많은 대표들이 "우리가 기술을 넘기면 얻는 게 무엇인가"라고 묻는다. 냉정하게 말하면, 이 모델은 이상적인 선택이라기보다는 현실적인 선택에 가깝다. 독자 개발이 불가능한 상황이라면, 기술이 사라지는 것보다 살리는 편이 낫다. 실제 딜 구조를 보면 선급금, 지분, 마일스톤, 로열티가 결합돼 있다. 자산 이전 대가로 수백만에서 수천만 달러를 받고, NewCo 지분을 20~40% 보유하고, 임상 단계별로 추가 기술료를 받고, 상업화 이후에는 매출의 일정 비율을 로열티로 받는다. 만약 회사가 수억 달러에 매각된다면 지분 가치만으로도 수천억 원이 된다. 독자 개발로는 도달하기 어려운 숫자다. 게다가 이사회 참여나 협업을 통해 글로벌 바이오텍 운영 방식을 배우는 경험까지 얻을 수 있다.

물론 장밋빛 이야기만 있는 것은 아니다. 후속 투자로 지분이 희석될 수 있고, 경영권을 잃을 수도 있으며, 임상 실패 시 마일스톤을 받지 못할 수도 있다. 글로벌 권리를 모두 넘기면 자국 시장에서조차 제품을 팔 수 없게 된다. 그래서 계약 단계에서 희석 방지anti-dilution 조항, 이사회 권리, 충분한 선급금, 아시아 권리 유보 같은 안전장치를 반드시 확보해야 한다.

그럼에도 불구하고 분명한 사실이 하나 있다. NewCo는 창업

신화가 아니다. 오히려 철저히 현실적인 생존 전략이다. 돈이 없어 사장될 기술을 살리고, 금융 자본이 리스크를 대신 부담하고, 더 큰 시장에서 가치를 다시 평가받는다. 이상보다 계산이 앞서는 모델이다. 그러나 때로는 그런 냉정한 계산이야말로 기술과 환자를 동시에 살리는 유일한 길이 된다.

위기의 시대에 이보다 더 현실적인 탈출구가 또 있을까. 자산중심신설법인은 단순한 법인 설립 방식이 아니다. 그것은 바이오 산업에서 가치가 이동하는 새로운 경로이며, 살아남기 위한 전략적 선택지다.

딜을 만드는 힘: BATNA 전략과 협상 준비

하버드 협상 프로젝트에서 개발한 개념인 '협상 타결의 최선의 대안Best Alternative To a Negotiated Agreement, BATNA'이 BD 협상에서 중요한 이유는 간단하다. 대안이 없으면 협상력도 없기 때문이다.

빅파마와 기술 이전 협상을 하고 있다고 가정하자. 상대방이 선급금 2000만 달러를 제시했는데, 당신은 5000만 달러를 원한다. 하지만 당신에게 다른 옵션이 없다면? 당신은 2000만 달러를 받을 수밖에 없다. 반대로 조건이 맞지 않으면 NewCo로 간다는 확실한 대안이 있다면? 협상의 판이 완전히 달라진다.

실제 사례를 살펴보자. 영국의 이뮤노코어Immunocore는 TCR

기반 면역항암제 플랫폼을 보유한 회사다. 2015년부터 여러 빅파마와 파트너링 논의를 했지만 조건이 맞지 않았다. 이뮤노코어는 BATNA로 무엇을 했는가? 자체 임상 개발과 나스닥 IPO 준비를 동시에 진행했다. 2021년 나스닥 IPO로 2억 3000만 달러를 조달했고, 2022년 첫 제품인 테벤타퓨스프Tebentafusp가 FDA의 승인받았다. 현재 시가 총액은 20억 달러 이상이다. 만약 이뮤노코어가 2015년에 맞지 않는 조건으로 빅파마에 회사를 팔았다면? 창업자와 투자자의 수익은 지금의 1/10에도 미치지 못했을 거다.

또 다른 사례도 있다. 미국의 A사는 본인들의 새로운 모달리티 파이프라인을 글로벌 제약사인 B사와 오랫동안 논의하였다. 그러나 마지막에 B사는 "너무나 관심이 많은 파이프라인이지만 초기 임상의 결과를 확인하고 싶습니다"라며 후속 개발 결과를 요구하였다. A사의 BATNA는 다른 로컬 제약사 C와의 협상이었다. C사는 현재 단계에서 라이선스 계약이 가능하다고 판단하고 주요 거래 조건서 논의를 진행하고자 했다. 그때 A사는 글로벌 제약사인 B사에 본인들의 상황을 설명한다. "우리는 직접 임상을 진행할 수 있는 재무적인 상황이 되지 못하기 때문에 이사회에서도 현재 라이선스 계약이 가능한 곳으로 승인하겠다라고 결정했습니다. B사가 지금 주요 거래 조건서 논의를 진행하지 못한다면, 우리는 현재 논의 중인 C사에 라이선스 계약을 할 것입니다. 현재 논의에 관심이 최종적으로 있는지 알려주세요." 해당 모달리티에 관심이 많았던 글로벌 제약사 B사는 더 이상의 임상 결과를 요구하지 않고 빠르게 계약을 진행하였다. 결국 BATNA를 준비하고 있었던 A사는 원하는 글로벌 제약사와의 계약을 원하는 시점에 진행할 수 있었다.

이 사례들이 말해주는 교훈은 명확하다. 한국 바이오텍이 글로벌 BD에서 살아남기 위해서는 하나의 길만 바라봐서는 안 된다. 빅파마와의 라이선스 아웃 협상을 진행하면서도, 동시에 다른 트랙을 준비해야 한다. NewCo 설립, 전략적 투자 유치, 혹은 자체 개발과 IPO 준비 등 무엇이든 좋다. 중요한 것은 '협상이 깨져도 우리는 계속 갈 수 있다'는 실질적인 선택지를 갖는 것이다. 두 개의 길이 동시에 존재할 때 비로소 협상력은 생긴다.

BATNA는 블러핑과는 다르다. 중요한 것은 BATNA가 진짜 실행 가능한 대안이어야 한다는 점이다. NewCo 투자자와 실제로 논의가 진행 중이어야 하고, IPO라면 관련 업무 준비를 시작해야 한다. 만약 실제로는 허세에 불과하고 아무 준비도 안 되어 있다면? 빅파마는 금방 알아채고 당신의 신뢰도는 바닥으로 떨어진다.

그렇다면 협상을 위한 준비는 어떤 수준으로 해야하는 것이 좋을까? 많은 바이오텍이 "우리 기술만 좋으면 빅파마가 알아서 평가해줄 것"이라고 생각한다. 큰 오산이다. 빅파마의 BD 팀은 매년 수백 개의 제안을 받는다. 그들은 준비가 안 된 회사와 시간을 낭비하지 않는다. 따라서 빅파마가 실사를 시작하자마자 그 개발 단계에 해당하는 모든 자료를 즉시 제공할 수 있는 거래 준비 상태Transaction Readiness가 필요하다.

성공적인 협상을 위한 거래 준비 상태

협상에서 BATNA가 중요하다는 사실을 이해했다고 해서, 곧바로 협상력이 생기는 것은 아니다. 대안이 실제로 실행 가능하려면, 그 대안을 움직이게 할 '준비 상태'가 갖춰져 있어야 한다. 그래서 글로벌 BD에서 협상력을 결정짓는 또 하나의 조건이 있다. 빅파마가 실사를 시작하자마자 회사가 해당 개발 단계에 맞는 모든 자료를 즉시 제공할 수 있는 상태, 즉 '거래 준비 상태'다. "기술만 좋으면 빅파마가 알아서 평가해줄 것"이라고 생각하지만, 빅파마 BD 팀은 매년 수백 개의 제안을 받는다. 그들은 준비되지 않은 회사와 시간을 낭비하지 않는다. 첫 미팅에서 '이 회사는 딜이 가능한 회사'라는 신뢰를 주지 못하면, 기술의 우수성과 별개로 협상 자체가 성립하지 않는다.

거래 준비 상태의 출발점은 데이터가 아니라 '정리'다. 그 정리가 가장 가시적으로 드러나는 공간이 가상 데이터 룸Virtual Data Room, VDR이다. 많은 회사가 VDR을 '파일을 업로드하는 폴더' 정도로 생각하지만, 실무에서는 전혀 다르게 작동한다. VDR은 빅파마가 회사를 평가하는 첫 관문이자, 회사가 스스로의 가치와 리스크를 어떤 언어로 제시하는지를 보여주는 일종의 쇼케이스다. 빅파마 BD 담당자가 VDR에 접속해 처음 30분 동안 무엇을 보느냐에 따라, 그 회사가 다음 미팅으로 갈 회사인지 바로 보류할 회사인지가 갈린다.

그렇다면 무엇이 준비되지 않은 VDR의 전형일까. 파일이 수백 개 쌓여 있는데 정리 규칙이 없고, 문서 제목이 "Final_v3_수

　　　　　　부록: K-바이오텍을 위한 글로벌 BD 전략

정본_최종_진짜최종" 같은 방식으로 뒤섞여 있다면, 그것은 실사 담당자에게 "이 회사는 내부 통제가 약하고, 문서 버전 관리도 안 되며, 실사 대응이 느릴 것이다"라는 신호로 읽힌다. 원데이터만 잔뜩 있고, 그 데이터가 의미하는 바를 해석해 주는 요약이나 맥락이 없다면, 담당자는 "이 회사는 설득을 할 준비가 안 됐다"라고 판단한다. 더 나쁜 경우는 중요 문서가 빠져 있거나 오래된 버전이 올라가 있는 상황이다. 이때부터 실사는 검증이 아니라 불신을 전제로 진행된다.

반대로 잘 준비된 VDR은 구조만 봐도 읽힌다. '회사 개요 Company Overview – 기술Technology – 전임상Preclinical Data – 임상 Clinical Data – 지식재산IP – 규제Regulatory – 재무Financial – 법무Le- gal'처럼 폴더 체계가 명확하고, 각 섹션 최상단에는 짧고 날카로운 사업 요약문Executive Summary이 놓여 있다. 실사 담당자는 방대한 데이터를 모두 읽지 않는다. 먼저 요약을 읽고, 핵심 주장과 숫자를 확인한 뒤, 그 주장을 뒷받침하는 근거 문서로 내려간다. 그래서 요약문은 실사의 동선을 설계하는 장치다. 파일명 역시 일관된 규칙이 있어야 한다. 예를 들어 '20230815_Phase1_ CSR_Final.pdf'처럼 '날짜 – 문서 종류 – 버전'이 명확하면, 실사 담당자는 최신 자료가 무엇인지를 묻기 전에 이미 파악한다. 그리고 핵심 데이터는 표나 슬라이드가 아니라 한눈에 들어오는 인포그래픽 형태로도 정리돼 있어야 한다. 실사 담당자가 반복적으로 묻는 질문은 결국 몇 가지로 수렴하기 때문이다. 마지막으로, 민감한 정보는 접근 권한을 설정해 단계적으로 열어야 한다. 이 조치 하나만으로도 "우리는 정보보안과 통제 체계를 갖춘 조직"이라는 메시지를 전달할 수 있다.

이 모든 준비가 제대로 됐는지 확인하는 방법은 의외로 간단하다. VDR을 열기 전에 회사가 스스로에게 세 가지 질문을 던지면 된다. 첫째, 빅파마 BD 담당자가 30분 안에 우리 회사의 핵심 가치를 파악할 수 있는가? 둘째, 중요한 질문에 대한 답변이 두 번의 클릭 안에 있는가? 셋째, 우리의 모든 주장은 데이터로 뒷받침되는가? 이 질문에 "그렇다"라고 답할 수 없다면, 협상을 시작하기 전에 VDR부터 다시 설계해야 한다.

하지만 VDR이 아무리 정리돼 있어도, 빅파마가 정말로 보고 싶어 하는 것은 '자료의 양'이 아니다. 그들이 궁금해하는 것은 언제나 제품과 사업의 언어로 정리된 답이다. 그래서 거래 준비 상태의 두 번째 축은 목표 제품 특성Target Product Profile, TPP이다. TPP는 "이 약이 최종적으로 어떤 제품이 될 것인가"를 정의하는 문서다. 단순히 연구 결과를 나열하는 게 아니라, 성공한 제품의 모습을 먼저 그려놓고 그에 맞춰 개발과 상업화 전략을 역산하는 도구다. FDA와 EMA가 TPP 작성을 권장하는 이유도 여기에 있다. 개발의 방향이 흔들리지 않게 하는 나침반이기 때문이다.

TPP는 결국 빅파마가 던지는 네 가지 질문에 답하기 위해 존재한다. "이 약으로 얼마를 벌 수 있는가?", "어떤 환자가 보험 적용을 받을 수 있는가?", "승인까지 얼마가 들고 언제까지 갈 수 있는가?", "경쟁 약물 대비 우위는 무엇인가?" 이 질문들에

답하지 못하면, 아무리 데이터가 좋아도 빅파마는 사업으로서의 그림이 없다고 판단한다. 실제로 빅파마 미팅에서 한 시간 내내 IC_{50} 수치와 동물모델에서의 종양 억제율 같은 데이터만 발표한다면, 상대의 머릿속에는 결국 한마디가 떠오를 것이다. "그래서 뭐So what?"

그래서 TPP에는 적응증Indication이 먼저 명확해야 한다. 예컨대 'HER2 양성 전이성 유방암 2차 치료'처럼 구체적인 문장으로 어떤 환자를 대상으로 하는지부터 정의한다. 다음으로 환자군Patient Population을 제시해야 한다. 미국에서 연간 몇 명이고 글로벌로 몇 명인지가 숫자로 제시되면, 시장 크기와 상업성의 출발점이 잡힌다. 용법·용량Dosing 또한 중요하다. '200mg QD oral'처럼 투여 경로와 빈도가 정리되면, 복약 순응도나 경쟁약 대비 편의성도 동시에 설명할 수 있다. 목표 효능Efficacy Target은 임상에서 어디까지를 '성공'으로 볼 것인지의 기준선을 만든다. 'ORR 45%, mPFS 12개월' 같은 목표는 그냥 숫자가 아니라, 경쟁 환경 속에서 "우리가 이 정도를 보여주면 시장이 열린다"는 약속이다. 안전성 프로필Safety Profile은 허용 가능한 부작용의 수준을 정의함으로써 효능과 안전성의 균형점을 만든다. 그리고 차별화 포인트Differentiation가 있어야 한다. 기존 치료 대비 우위가 무엇인지가 한 문장으로 정리되지 않으면, 결국 '좋은 데이터'는 '좋은 상품'이 되지 못한다. 마지막으로 상업적 잠재력Commercial Potential, 즉 예상 최대 매출을 제시해야 한다. 예컨대 8억 달러 같은 수치는 단순 전망이 아니라, 빅파마가 내부적으로 사업성을 검토할 때 필요한 입력값이다. TPP는 이렇게 제품을 '매출 가능한 형태'로 번역하는 문서다.

거래 준비 상태의 세 번째 축은 임상 개발 계획Clinical Development Plan, CDP이다. TPP가 '최종 제품의 모습'을 그린다면, CDP는 그곳까지 가는 로드맵이다. 빅파마는 "좋은 약이네요"라고 말한 뒤 곧바로 묻는다. "그러면 어떻게 개발할 겁니까?" 이 질문에 답하지 못하면, 협상은 멈춘다. 빅파마는 개발을 대신 해줄 파트너를 찾는 것이지, 개발 전략까지 대신 만들어줄 회사를 찾는 게 아니다.

CDP에는 임상 1상부터 3상까지의 설계가 단계별로 들어가야 한다. 1상에서는 환자 수가 어느 정도인지, 용량 범위를 어떻게 설정할지, 소요 기간이 얼마나 될지, 예상 비용과 타임라인이 어떻게 되는지가 제시돼야 한다. 2상에서는 단일군인지 무작위 배정인지 같은 디자인의 선택 이유와 함께 1차 평가 지표와 환자 수, 비용, 타임라인이 정리돼야 한다. 3상은 허가용 임상시험으로 이어지기 때문에, 필요한 환자 수와 다국가 임상 전략, 비용이 가장 크게 달라지는 구간이다. 이 계획이 빈약하면, 빅파마는 "이 회사는 승인까지 가는 길을 모른다"라고 판단한다. 규제 전략도 빠질 수 없다. FDA나 EMA와 언제 어떤 방식으로 소통할지, 가속 심사나 혁신 치료제 지정 가능성이 있는지, 있다면 어떤 근거로 가능하다고 보는지까지 연결돼야 한다. 그리고 마지막으로 "승인까지 총 얼마가 필요한가?"라는 질문에 답할 수 있어야 한다. 총예산이 잡혀 있지 않은 개발은 사업이 아니라 바람일 뿐이다.

CDP의 신뢰도를 높이는 방법도 원칙은 같다. '현실성'이다. 실제 임상을 수행한 경험이 있는 임상시험수탁기관CRO이나 컨설턴트와 함께 작성하면, 계획은 공상에서 실무로 내려온다. 만약 FDA 임상시험계획서IND 사전 미팅을 진행했다면, 그 결과를 반영해 계획을 업데이트해야 한다. 또한 유사 경쟁 약물의 임상 디자인을 벤치마크하는 일도 중요하다. 경쟁약이 어떤 지표로 허가를 받았는지, 어떤 디자인이 시장과 규제 기관을 설득했는지를 알고 있어야 자신들의 전략도 설명할 수 있다. CDP는 단지 '우리가 이렇게 하겠다'가 아니라, '이게 업계에서 통하는 방식이며, 그 근거가 있다'를 보여주는 문서이기 때문이다.

결국 거래 준비 상태란 자료를 모으는 일이 아니다. 빅파마가 묻는 질문에 회사가 제품과 사업의 언어로 즉각 답할 수 있는 상태다. VDR은 우리가 무엇을 가지고 있는가를 보여주고, TPP는 이 자산이 최종적으로 어떤 제품이 되는가를 보여주며, CDP는 그 제품까지 어떻게 갈 것인가를 보여준다. 이 세 가지가 맞물릴 때, 협상은 단순한 '기술 소개'에서 '거래 논의'로 넘어간다. 그리고 그 순간에야 BATNA는 단순한 개념이 아니라 실제 협상력을 만들어내는 힘이 된다.

그럼 딜 준비가 되었는지 다음의 체크리스트를 통해 자가 진단해 보자. 체크 항목이 7개 이상이 아니라면, 당신은 아직 딜 준비가 되지 않은 것이다.

거래 준비 상태 체크리스트

☐ 가상 데이터 룸이 구축되어 있고, 주요 문서가 업데이트되어 있다.

☐ 사업 요약문(1~2페이지)가 있다.

☐ 목표 제품 특성이 명확하게 작성되어 있다.

☐ 임상 개발 계획이 단계별 비용과 타임라인을 포함한다.

☐ IP 포트폴리오가 정리되어 있고, 특허 침해 분석FTO이 완료되었다.

☐ 제조 및 품질 관리 전략이 수립되어 있다.(위탁생산 업체 확보 여부 포함)

☐ 재무제표가 감사를 받았고, 주주 명부가 명확하다.

☐ 주요 계약서(라이선스, 고용 계약 등)가 정리되어 있다.

☐ 경영진과 과학 자문 위원회 프로필이 준비되어 있다.

실전 딜 체결: 계약서와 주요 거래 조건서

언론에서는 종종 이런 헤드라인을 볼 수 있다. "○○바이오, 글로벌 제약사와 1조 원 규모 기술 이전 계약 체결!"이 같은 소식이 전해지면 주가는 곧바로 급등한다. 마치 회사가 당장 1조 원을 손에 쥔 것처럼 보이기 때문이다. 그러나 계약서를

  부록: K-바이오텍을 위한 글로벌 BD 전략

조금만 들여다보면 현실은 전혀 다르다. 실제 구조는 대개 '선급금 100억 원, 단계별 기술료 9900억 원, 경상 기술료 매출의 5~10%'와 같은 방식이다. 즉, 1조 원은 확정 금액이 아니라 '이론상 최대 금액'에 가깝다.

문제는 마일스톤이다. 개발 단계마다 조건을 충족해야만 받을 수 있는 돈인데, 이 조건을 모두 통과할 가능성은 생각보다 낮다. 통계적으로 임상 1상에 진입한 신약 후보가 최종 승인까지 도달할 확률은 10%에도 미치지 못한다. 대부분의 프로젝트는 중간 어딘가에서 탈락한다. 결국 계약서에 적힌 거액의 숫자 중 상당수는 '받을 수도 있는 돈'일 뿐 '받는 돈'이 아니다. 그래서 BD 실무자들이 가장 먼저 보는 숫자는 따로 있다. 바로 선급금이다. 이것만이 계약 체결과 동시에 확정적으로 들어오는 현금이기 때문이다.

글로벌 기술 이전 계약은 대개 비슷한 구조를 따른다. 계약과 동시에 수천만 달러에서 1억 달러 수준의 선급금이 지급되고, 이후 임상 단계가 진행될 때마다 개발 마일스톤이 추가된다. 임상 성공 후 허가를 받으면 규제 마일스톤이 발생하고, 제품이 출시되어 매출이 일정 수준을 넘기면 매출 마일스톤이 더해진다. 여기에 순매출의 일정 비율을 지속적으로 받는 경상 기술료(로열티)가 붙는다. 전형적인 계약 구조는 다음과 같다.

- 선급금: 2000만~1억 달러(즉시 지급)
- 개발 단계별 기술료: 2억~5억 달러(임상 각 단계 통과 시)

- 허가 단계별 기술료: 5000만~1억 5000만 달러(FDA/EMA 승인 시)
- 매출 단계별 기술료: 1억~5억 달러(연 매출 5~10억 달러 달성 시)
- 경상 기술료: 5~15%(순매출 기준)

하지만 단계가 뒤로 갈수록 성공 확률은 점점 낮아진다. 초기 임상 단계 마일스톤의 실현 가능성이 상대적으로 높다면, 후기 임상이나 허가, 매출 단계 마일스톤은 실제 수령 확률이 크게 떨어진다. 특히 매출 마일스톤과 로열티는 제품이 시장에 출시되어야만 의미가 있는데, 그 문턱 자체가 매우 높다.

결국 협상의 핵심은 명확하다. 선급금을 최대한 끌어올리고, 비교적 달성 가능성이 높은 초기 마일스톤의 비중을 키우는 것이다. 동시에 제품이 성공했을 때 장기 수익으로 이어질 수 있도록 로열티율도 가능한 한 높게 확보해야 한다. 숫자의 '총액'보다 '확률을 감안한 실수령액'이 더 중요하기 때문이다.

그럼 NewCo 모델은 어떨까? 이 방식에서는 기술을 넘기고 끝나는 것이 아니라 신약 자산을 기반으로 별도의 신설 회사를 세우고 지분을 나눠 갖는다. 따라서 가장 중요한 변수는 계약금이 아니라 지분율이다.

일반적으로 NewCo의 지분은 투자자들이 절반 이상을 가져가고, 원 자산 보유자와 경영진, 그리고 스톡옵션 풀이 나머지를 나누는 구조로 설계된다. 이때 자산 가치가 어떻게 평가되느냐에 따라 창업자 혹은 원기술 보유자의 몫이 크게 달라진다. 예를 들어 자산 가치를 3000만 달러로 평가받느냐, 5000만 달러로 평가받느냐에 따라 동일한 5000만 달러 투자를 유치하더라도 최종 지분율은 30%에서 50%까지 벌어질 수 있다.

또 하나 중요한 쟁점은 희석 방지 조항Anti-dilution Protection이다. 후속 투자 라운드에서 더 낮은 기업 가치로 자금을 조달하면 기존 지분은 급격히 줄어들 수 있다. 이를 막기 위해 전환 가격을 강하게 조정해 주는 풀 래칫Full Ratchet 방식이나 일부만 보정해 주는 가중 평균Weighted Average 방식 같은 장치가 사용된다. 투자자들은 이런 보호 조항을 꺼리지만, 최소한 가중 평균 방식 정도는 확보해야 장기적으로 지분 가치를 지킬 수 있다.

무엇보다 중요한 사실은 지분율이 곧 경영권을 의미하지는 않는다는 점이다. 이사회 구성, 거부권, 정보 접근권 같은 조항이 실제 권한을 좌우한다. 투자자가 이사회를 장악하면, 창업자나 원기술 보유자는 상당한 지분을 갖고도 주요 의사결정에서 배제될 수 있다. 따라서 최소 한 석 이상의 이사회 의석을 확보하고, 자산 매각이나 개발 중단 같은 핵심 사안에 대한 거부권, 정기적인 정보 보고 의무를 명문화하는 것이 필수적이다.

결국 라이선스 계약이든 NewCo 모델이든 본질은 같다. 겉으로 보이는 '총액'이나 '지분 비율'이 아니라 실제로 통제할 수 있고 확정적으로 확보할 수 있는 권리와 현금이 무엇인지 따져 보는 것이다.

판권 지역과 적응증 쪼개기 전략

많은 바이오텍은 기술 이전 계약을 체결할 때 '글로벌 권리

전체'를 한 번에 넘긴다. 하나의 파트너에게 모든 지역과 적응증을 묶어 기술 이전하는 방식이다. 협상과 관리가 단순하고, 대형 제약사들도 이런 구조를 선호하기 때문에 가장 흔히 쓰이는 형태이기도 하다.

하지만 항상 이것이 최선의 선택은 아니다. 전략적으로 보면 권리를 잘게 나누는 편이 오히려 더 높은 가치를 끌어낼 수도 있다. 가장 먼저 생각해 볼 수 있는 방법은 지역별 분할이다. 예를 들어 북미는 A사, 유럽은 B사에 각각 라이선스를 주고, 아시아는 자체 개발을 선택하는 식이다. 혹은 글로벌 판권을 한 회사에 넘기되, 한국이나 중국처럼 자국 시장에서 경쟁력이 있다고 판단되는 지역의 권리만 별도로 유보할 수도 있다.

이 방식의 가장 큰 장점은 협상력이 분산된다는 점이다. 여러 파트너로부터 각각 선급금을 받을 수 있고, 지역별로 가장 적합한 조건을 제시하는 회사를 선택할 수도 있다. 특정 국가에서는 직접 판매를 통해 더 높은 수익률을 기대할 수도 있다. 반면 단점도 분명하다. 계약이 여러 개로 쪼개지면 관리 복잡도가 급격히 높아지고, 글로벌 임상과 상업화 전략을 통합적으로 추진하기 어려워진다. 무엇보다 다수의 글로벌 제약사들은 전 세계 독점 권리를 선호하기 때문에 협상 자체가 까다로워질 수 있다.

적응증별 분할 역시 고려할 만한 전략이다. 하나의 플랫폼이나 약물이 폐암과 유방암 등 여러 질환에 동시에 효과를 보인다면, 이를 굳이 한 회사에 모두 맡길 필요는 없다. 폐암 전문성이 강한 회사에는 폐암 적응증만, 유방암에 강점을 가진 회사에는

    부록: K-바이오텍을 위한 글로벌 BD 전략

유방암 적응증만 넘기는 식으로 파트너를 나눌 수 있다. 또는 가장 가능성이 높은 1차 적응증만 먼저 기술 이전하고, 나머지 적응증은 임상 데이터가 더 쌓인 뒤 후속 협상 카드로 남겨둘 수도 있다.

이 경우 각 영역에 특화된 파트너의 전문성을 활용할 수 있고, 계약을 여러 번 체결하면서 선급금을 반복적으로 확보할 수 있다는 장점이 있다. 하지만 적응증이 갈라질수록 지식재산권과 임상 데이터의 경계가 복잡해진다. 데이터 공유 범위, 교차 사용 권리, 후속 적응증 개발 권한 등을 명확히 정하지 않으면 분쟁의 소지가 생길 수 있다. 전략적 유연성을 얻는 대신 법적·운영상 난도가 높아지는 셈이다.

이러한 '분할 전략'을 실제로 적극 활용한 사례도 있다. 브리지바이오파마BridgeBio Pharma는 희귀질환 파이프라인을 적응증과 자산 단위로 세분화해, 각각에 가장 적합한 파트너를 붙이는 방식을 택했다. 하나의 대형 딜에 모든 것을 걸기보다 여러 건의 계약으로 리스크를 분산하고, 자산별 가치를 극대화한 것이다. 그 결과, 각 파트너는 자신이 가장 잘할 수 있는 영역에 집중했고, 회사는 개발 실패 위험을 포트폴리오 차원에서 관리할 수 있었다.

재실시권 권한과 개발 의무 조항

라이선스 계약에서 재실시권sublicense은 흔히 간과되지만, 실제로는 매우 강력한 권리다. 이는 글로벌 제약사가 당신으로부터 라이선스를 받은 뒤, 그 권리를 다시 제3자에게 넘길 수 있는 권한을 뜻한다. 겉으로 보면 개발을 더 잘할 수 있는 파트너를 붙이는 긍정적인 장치처럼 보이지만, 조건에 따라서는 당신의 통제권을 완전히 빼앗아갈 수도 있다.

계약서에는 종종 "라이선시가 제3자에게 재실시할 수 있다"라는 문장이 짧게 들어간다. 문제는 그 한 줄에 어떤 조건이 달려 있느냐다. 아무런 제한이 없다면, 빅파마는 당신의 자산을 다른 회사에 넘기면서도 당신에게는 통보 한 장으로 끝낼 수 있다. 그래서 재실시권에는 반드시 안전장치가 필요하다.

첫째는 승인권이다. 재실시가 이루어질 경우, 최소한 당신의 사전 서면 승인을 받도록 해야 한다. 이를 통해 어떤 회사가 당신의 기술을 다루게 되는지 직접 확인할 수 있다. 둘째는 경제적 조건이다. 재실시로 인해 발생하는 계약금이나 마일스톤, 로열티의 일부가 원기술 보유자에게 돌아오도록 명확히 정해야 한다. 개발 단계에 따라 수익 분배 비율이 달라지는 구조를 계약서에 구체적으로 적어두지 않으면, 재실시의 과실은 대부분 빅파마 쪽으로만 쏠리게 된다. 셋째는 재실시권자의 자격이다. 최소한 어떤 규모와 역량을 갖춘 회사에게만 재실시가 가능한지 기준을 설정해야 자산 가치가 훼손되는 일을 막을 수 있다.

재실시권이 '통제의 문제'라면, 개발 의무_{diligence obligation}는 '시간의 문제'다. 빅파마가 라이선스를 받은 뒤 실제로 개발을 진행하도록 강제하는 장치이기 때문이다. 이 조항이 약하면, 계약은 체결됐지만 개발은 멈춰 있는 기묘한 상태가 장기간 이어질 수 있다.

가장 흔하고, 동시에 가장 위험한 문구는 "상업적으로 합리적인 노력commercially reasonable efforts을 기울여 개발한다"라는 표현이다. 얼핏 그럴듯해 보이지만, 이 문장은 거의 아무것도 강제하지 않는다. 무엇이 '합리적인지', 누구의 기준으로 판단하는지에 대한 정의가 없기 때문이다. 회사 내부에서 우선순위가 밀렸더라도 "우리는 나름의 기준에 따라 노력했습니다"라고 주장하면 반박하기가 매우 어렵다.

반대로 강한 개발 의무 조항은 다르다. 임상 2상 개시 시점, 각 단계의 완료 기한, 일정 기간 내 최소 투자 금액처럼 구체적인 숫자와 일정이 명시된다. 이렇게 되면 개발이 지연될 경우 누구의 책임인지 분명해지고, 계약 위반 여부도 명확해진다.

개발 의무와 반드시 짝을 이뤄야 하는 것이 불이행 시 계약 해지 조항이다. 만약 라이선시가 약속한 개발 마일스톤을 충족하지 못한다면, 원권리자가 계약을 종료하고 권리를 되찾을 수 있어야 한다. 이 장치가 없다면 개발이 사실상 중단되더라도 계약은 살아 있고, 당신의 자산은 묶인 채로 시간만 흘러간다.

이론적으로는 모두가 이런 위험을 알고 있다. 하지만 실제 계약 현장에서는 종종 한 줄의 문장이 모든 것을 망친다.

국내의 한 유망 바이오텍 A사는 글로벌 제약사 B사와 기술 이전 계약을 체결했다. 선급금도 기대 이상이었고, 언론의 조명도 쏟아졌다. 회사 내부에서는 "이제 한 고비를 넘겼다"라는 안도감이 퍼졌다. 그러나 계약서 속 개발 의무 조항은 단 한 문장으로 정리돼 있었다. B사는 상업적으로 합리적인 노력을 기울여 개발한다는 문구뿐이었다.

2년 뒤, 상황은 급변했다. B사의 경영진이 교체되면서 전략 우선순위가 바뀌었고, A사의 파이프라인은 더 이상 핵심 자산이 아니게 됐다. 개발은 눈에 띄게 느려졌고, 내부적으로는 사실상 중단 상태에 가까웠다. A사가 문제를 제기하자 B사는 이렇게 답했다. "내부 기준에 따라 합리적인 노력을 계속하고 있습니다."

A사는 반박할 근거가 없었다. 계약서 어디에도 임상 진입 시점이나 최소 투자 금액이 적혀 있지 않았기 때문이다. 결국 분쟁은 법정으로 갔고, 3년 가까운 공방 끝에 A사는 겨우 권리를 되찾았다. 하지만 그 사이 특허의 유효 기간은 줄어들었고, 경쟁 약물은 이미 시장을 선점한 뒤였다. 계약은 성공적으로 체결됐지만, 결과적으로 남은 것은 상처 입은 자산뿐이었다.

이 사례가 보여주는 교훈은 단순하다. 라이선스 계약에서 가장 위험한 것은 금액이 아니라 문장이다. 애매한 표현 하나가 수년의 시간을 갉아먹고, 기술의 가치를 돌이킬 수 없게 만들 수 있다. 그래서 계약서를 읽을 때는 '얼마를 받는가'보다 '무엇을 강제할 수 있는가'를 먼저 물어야 한다.

IP 보증 및 제조 및 품질 관리 이슈

라이선스 계약을 협상하다 보면 대부분의 관심은 계약금과 마일스톤, 로열티 같은 눈에 보이는 숫자에 쏠린다. 하지만 실제로 더 위험한 부분은 숫자가 아니라 책임이다. 특히 특허와 관련

 부록: K-바이오텍을 위한 글로벌 BD 전략

된 보증 조항IP Warranty은 자칫하면 회사의 운명을 뒤흔들 수 있는 잠재적 리스크가 된다.

계약서에는 보통 원기술 보유자가 해당 지식재산권을 적법하게 소유하고 있으며, 제3자의 권리를 침해하지 않는다고 보증하는 내용이 들어간다. 얼핏 상식적인 문장처럼 보이지만, 이는 사실상 일종의 법적 약속이다. 훗날 누군가 특허 침해 소송을 제기하면 그 책임이 원개발사에게 돌아올 수 있다는 뜻이기 때문이다. 기술은 이미 넘겼는데, 분쟁 비용과 손해배상은 여전히 자신이 부담해야 하는 상황이 벌어질 수도 있다.

그래서 계약 이전 단계에서 반드시 거쳐야 할 절차가 있다. 바로 특허 침해 분석Freedom-to-Operate, FTO이다. 해당 기술이 다른 회사의 특허를 침해하지 않고 자유롭게 상업화될 수 있는지를 사전에 검토하는 작업으로, 보통 전문 특허 로펌이 선행 특허 조사와 권리 범위 분석을 통해 위험 구간을 짚어준다. 비용이 적지 않지만, 소송 한 번에 수년의 시간과 수십억 원이 날아갈 수 있다는 점을 생각하면 사실상 보험에 가깝다.

동시에 분쟁이 발생했을 때 '누가 싸울 것인가'도 계약서에 명확히 적어야 한다. 이를 면책 및 배상 조항Indemnification이라고 한다. 특허 소송이 제기되었을 때 누가 방어를 주도하고, 누가 변호사 비용과 손해배상을 부담하는지를 정해두지 않으면, 빅파마는 기술만 가져가고 법적 리스크는 원개발사에 남겨두는 구조가 될 수 있다. 가능하다면 글로벌 파트너가 책임을 부담하도록 협상하는 편이 유리하다.

현실적으로 모든 책임을 넘기기 어렵다면 최소한 배상 책임 한도Liability Cap를 설정해야 한다. 배상액의 상한선을 선급금의 일정 배수 등으로 제한해 두면, 최악의 상황에서도 회사가 감당 가능한 범위 안에서 리스크를 통제할 수 있다. 이는 계약의 안전벨트와 같은 장치다.

특허만큼이나 간과되기 쉬운 영역이 제조와 품질 관리, 이른바 CMC다. 신약 개발에서는 '누가 만드는가'가 곧 '누가 책임지는가'와 직결된다. 임상용 또는 상업용 제품을 누가 생산하는지, 제조 비용은 누가 부담하는지, 생산 차질이 생기면 책임은 어디에 있는지 같은 문제는 사소해 보이지만 실제 현장에서는 끊임없는 분쟁의 씨앗이 된다. 당신의 CMO를 계속 활용할지, 빅파마의 시설로 이전할지, 혹은 별도의 공급 계약을 체결할지에 따라 수익 구조와 리스크가 완전히 달라진다. 제조를 직접 담당하면 안정적인 매출원이 될 수 있지만, 동시에 품질 문제와 공급 책임도 함께 떠안게 된다.

여기에 기술 이전이라는 또 하나의 과제가 뒤따른다. 빅파마는 단순히 특허 문서만 넘겨받는 것이 아니라, 실제로 제품을 만들 수 있는 노하우 전체를 요구한다. 공정 조건, 품질 관리 기준, 시행착오의 기록까지 포함된 '암묵지'가 이전되지 않으면 생산은 제대로 돌아가지 않는다. 이 과정에서 개발사는 수개월에서 1년 가까이 인력과 시간을 투입해 교육과 지원을 해야 한다. 문제는 이 노력이 종종 무상 의무처럼 취급된다는 점이다. 하지만 기술 이전 역시 명백한 비용이다. 인력 투입과 설비 검증, 문서

　　　　　　　　　부록: K-바이오텍을 위한 글로벌 BD 전략

화 작업까지 모두 회사의 자원을 소모한다. 따라서 기술 이전의 범위와 기간, 그리고 이에 대한 보상 조건을 계약 단계에서 명확히 정해두지 않으면, 기술 이전 이후에도 오랫동안 보이지 않는 부담을 안게 된다.

결국 특허 보증, 제조, 기술 이전 조항은 화려한 계약 금액 뒤에 숨어 있는 '숨은 비용'이다. 계약금은 한 번 받고 끝나지만, 책임과 의무는 계약 기간 내내 회사를 따라다닌다. 그래서 좋은 계약은 '얼마를 받았는가'보다 '어떤 위험을 떠안지 않았는가'로 평가하는 편이 더 정확하다.

외부 전문가 활용법

BD를 채용하는 공고들을 보면 몇 년 이상의 경력과 글로벌 계약 경험, 영어 원어민 수준 등의 자격 요건을 요구한다. 현실적으로 파트너링 미팅을 넘어서 실제 계약까지의 경험을 보유한 BD 경험자들이 한국에 많지 않고, 모든 바이오텍이 그런 경험자를 보유하기는 어렵다. 따라서 외부에 있는 로펌이나 BD 자문의 도움을 받는 것이 좋다.

많은 바이오텍 대표가 계약 협상에서 변호사를 잘못 이해한다. 흥미롭게도 그 오해는 두 방향으로 극단적이다. 어떤 이는 변호사를 과신하고, 또 어떤 이는 과소평가한다. 문제는 두 경우 모두 결과가 좋지 않다는 점이다.

먼저 과신하는 경우를 보자. "변호사가 알아서 해줄 거야. 나는 계약서에 사인만 하면 된다"라고 생각하는 대표들이 있다.

계약은 법률 문서이니 법률 전문가에게 맡기면 충분하다고 믿는 것이다. 얼핏 합리적으로 들리지만, 실제 협상 현장에서는 가장 위험한 태도다. 변호사는 법률 전문가이지, 비즈니스 전략가가 아니다. 그들의 목표는 '가장 좋은 딜'을 만드는 것이 아니라 '법적으로 문제가 없는 딜'을 만드는 것이다. 대표가 원하는 경제적 조건과 전략적 목표를 명확히 제시하지 않으면, 변호사는 그저 분쟁 가능성이 적은 문장, 법적으로 무난한 조항을 만들어 낼 뿐이다. 결과적으로 계약서는 깔끔해질지 몰라도, 회사 입장에서는 밸류에이션이 낮고 수익성이 떨어지는 '안전하지만 나쁜 딜'이 될 수 있다.

반대로 변호사를 과소평가하는 경우도 있다. "변호사 비용이 너무 비싸다. 우리가 직접 계약서를 쓰자." 초기 바이오텍일수록 이런 유혹을 받기 쉽다. 하지만 계약서 한 줄이 수백억 원의 가치를 좌우하는 산업에서 법률 검토를 비용으로만 보는 것은 치명적인 착각이다. 라이선스 계약이나 투자 계약에서는 사소해 보이는 문구 하나가 권리 범위를 바꾸고, 로열티 구조를 바꾸고, 심지어 회사의 통제권을 바꾼다. 법률 전문성을 아끼겠다는 선택이 결국 가장 비싼 실수가 되는 셈이다.

대표와 BD 팀의 역할은 명확하다. 비즈니스 조건은 반드시 스스로 정해야 한다. 얼마의 선급금을 받을 것인지, 마일스톤은 어떤 단계에서 얼마를 받을 것인지, 로열티율은 어디까지 양보 가능한지, 권리 범위는 어디까지 줄 것인지 같은 핵심 경제 조건은 법률이 아니라 전략의 영역이다. 이것은 대표와 BD 팀이 시장 상황, 자금 사정, BATNA, 투자자 기대치 등을 종합해 판단해야 할 문제다. 변호사가 대신 정해줄 수 있는 종류의 질문이 아니다. 그래서 실무에서는 보통 순서가 정해져 있다. 먼저 대표와 BD 팀이 협상을 통해 핵심 상업 조건을 정리한다. 이를 주요 거래 조건서 형태로 문서화한다. 이 단계에서는 '얼마에, 무엇을, 어떤 구조로 거래할 것인가'가 명확해야 한다. 큰 그림이 정해진 뒤에야 변호사의 역할이 시작된다. 변호사는 이 조건을 법적 문서로 변환하고, 잠재적인 법률 리스크를 찾아내고, 빠진 권리를 보완하며, 불리한 조항을 수정한다. 그리고 이를 토대로 본 계약서를 작성한다.

본격적인 계약 협상 과정에서도 변호사의 가치는 더 커진다. 상대방이 제시한 계약서에는 언제나 모호한 표현이나 숨겨진 위험 조항이 섞여 있다. 권리 범위를 은근히 넓히거나, 책임을 일방적으로 전가하거나, 분쟁 시 불리한 관할을 설정해 두는 식이다. 이런 부분은 경험 많은 변호사만이 정확히 짚어낼 수 있다. 대표와 BD 팀이 사업성을 본다면, 변호사는 리스크를 본다. 둘이 함께 움직일 때 비로소 균형이 맞는다.

흥미롭게도, 협상 기술 측면에서도 변호사는 유용한 역할을 한다. 이른바 '나쁜 경찰' 전략이다. 직접 "이 조건은 절대 안 됩니다"라고 말하면 관계가 틀어질 수 있지만, "우리 변호사가 이 조항은 받아들일 수 없다고 하네요"라고 말하면 분위기가 달라진다. 대표는 관계를 유지하는 '좋은 경찰'로 남고, 민감한 요구는 변호사가 대신 전달한다. 협상에서 감정과 역할을 분리하는

데 변호사는 매우 효과적인 완충 장치가 된다.

실제 사례를 살펴보자. 한 바이오텍이 로펌 비용을 아끼려고 계약서 검토를 대충했다. 계약서에 '경영권 변동Change of Control' 조항(회사의 지배 구조가 바뀌면 계약이 자동으로 종료되거나 재협상한다는 조건)이 있었는데 이것이 무엇을 의미하는지 몰랐다. 문제는 3년 후 이 바이오텍이 다른 회사에 인수되자 빅파마가 계약 종료를 통보했다는 점이다. 인수 회사는 핵심 자산(라이선스 계약)이 사라진 껍데기만 산 셈이 되었고, 인수 가격은 80% 깎였다. 만약 제대로 된 로펌을 썼다면? "지배권 변경은 본 계약에 어떠한 영향도 미치지 아니한다Change of Control shall not affect this Agreement."라는 조항을 넣었을 것이다. 또는 최소한 이 리스크를 인지하고 대비했을 것이다.

로펌 외에도 BD/전략 자문을 활용할 수 있다. 전문 BD 자문의 역할은 통상적으로 파트너 소싱, 기업 가치 평가, 협상 전략, 계약서 진행 등이 있다. 이들을 통하면 어떤 장점들이 있을까? 우선 그들이 보유하고 있는 업계 네트워크를 활용해 최적의 파트너를 찾아주고, 협상 테이블에서 당신을 대신해서 치열한 협상을 해줄 수 있고, 최적의 딜 구조를 설계하여 제안할 수 있다. 따라서 당신이 BD 경험이 부족할 때, 큰 딜(선급금 5000만 달러 이상)을 진행할 때, 여러 파트너와 동시 협상을 할 때, NewCo 설립처럼 복잡한 구조를 다룰 때는 이들의 도움을 받는 것도 좋은 방법일 수 있다.

BD 전문가로 성장하기 위하여

많은 사람이 BD를 '계약 체결'과 동일한 의미로 생각한다. 좋은 조건으로 계약서를 만들고, 서명을 받고, 보도자료를 내는 순간 일이 끝난다고 믿는다. 그러나 실제 현장에서 BD를 오래 해본 사람이라면 정반대로 말한다. 계약서에 도장을 찍는 순간이야말로 일이 비로소 시작되는 시점이라고.

BD는 단일 이벤트가 아니라 하나의 사이클이다. 눈에 보이는 것은 협상과 계약이지만, 그 앞뒤로 훨씬 긴 과정이 존재한다.

모든 일은 발굴에서 시작된다. 우리 회사에 어떤 기술이 필요한지, 어떤 자산을 외부에서 들여와야 하는지, 혹은 반대로 우리가 가진 기술을 누구에게 파는 것이 가장 좋은지부터 고민해야 한다. 기술 도입 관점과 기술 이전 관점이 동시에 작동한다. 시장 조사를 하고, 경쟁사를 분석하고, KOL를 만나 정보를 모은다. 결국 '누구와 왜 거래해야 하는가'를 정의하는 단계다. 여기서 방향이 틀리면 이후의 모든 노력은 헛수고가 된다.

그다음은 평가다. 과학적으로 이 기술이 정말 작동하는지, 임상 데이터가 재현 가능한지, 단순한 실험실 결과에 그치지 않는지부터 따져야 한다. 동시에 상업적 관점도 필요하다. 시장 규모는 충분한지, 경쟁 환경은 어떤지, 가격 책정이 가능한 구조인지, 보험 적용 가능성은 있는지 같은 질문이 따라온다. 재무적 분석도 빠질 수 없다. 기업 가치 평가와 투자자본수익률ROI을 계산해 이 거래가 회사에 실제로 이익이 되는지 숫자로 검증해야 한다. 마지막으로 전략적 적합성도 고려해야 한다. 아무리 좋은 자산이라도 우리 회사의 장기 방향과 맞지 않으면 오히려 부담이 된다. 결국 BD는 '좋은 기술을 찾는 일'이 아니라 '우리에게 맞는 기술을 고르는 일'이다.

이 과정을 통과한 뒤에야 비로소 사람들이 흔히 떠올리는 협상이 시작된다. 주요 거래 조건서를 놓고 가격과 구조를 논의하고, 실사를 통해 서로의 리스크를 검증하며, 본 계약서를 작성한다. 내부적으로는 이사회와 주주 승인 절차도 거쳐야 한다. 협상 테이블 위에서 오가는 문장 하나, 숫자 하나가 수백억 원의 가치를 좌우하는 가장 긴장된 시간이다. 대부분의 회사가 BD를 '이 단계'로만 기억하는 이유도 여기에 있다.

그리고 마침내 계약 체결. 최종 계약서에 서명하고, 보도자료를 배포하고, 선급금이 입금된다. 외부에서 보면 이 순간이 성과처럼 보인다. 언론 기사도 이때 나오고, 주가도 이때 움직인다. 그래서 많은 경영진이 여기서 안도한다. "이제 끝났다"고. 하지만 실무자들은 안다. 진짜 일은 이제부터라는 사실을.

계약 이후의 단계, 즉 제휴 관리는 BD 사이클에서 가장 길고, 동시에 가장 자주 간과되는 구간이다. 계약서는 관계의 시작일 뿐, 그 관계가 실제 성과로 이어질지는 이후의 운영에 달려 있다.

성공적인 제휴는 기본적으로 '소통의 밀도'에서 갈린다. 공동 운영 위원회Joint Steering Committee를 구성해 정기적으로 만나고, 분기별 혹은 월별로 진행 상황을 점검하며, 문제가 생기면 즉시 공유하고 해결한다. 임상 데이터와 개발 현황을 투명하게 교환

　　　　　　　　　부록: K-바이오텍을 위한 글로벌 BD 전략

하고, 추가적인 지식재산이 발생하면 권리를 어떻게 나눌지 미리 합의한다. 공동 발명에 대한 처리 방식도 명확해야 한다. 마일스톤 달성 여부를 꼼꼼히 추적하고, 지급금을 제때 청구하고, 분쟁이 생기면 즉시 대응해야 한다. 무엇보다 중요한 것은 사람이다. 파트너사의 핵심 인사들과 신뢰를 쌓고, 비공식적인 대화 채널을 유지하며, 추가 협력 기회를 계속 탐색해야 한다. 계약 조건 역시 상황 변화에 맞춰 수정될 수 있다. 제휴는 고정된 문서가 아니라 살아 있는 관계다.

바이오 벤처 C사는 글로벌 빅파마 D사와 공동 개발 계약을 맺는 쾌거를 이뤘다. 계약 체결 후 C사 경영진은 "이제 빅파마가 알아서 잘 키워주겠지"라며 안심했고, 정기적인 미팅보다는 이메일로만 간간이 임상 현황을 주고받는 데 그쳤다.

그러던 어느 날, D사로부터 청천벽력 같은 '계약 해지 통보'가 날아왔다. 알고 보니 D사는 6개월 전부터 내부 항암제 개발 전략을 전면 수정하고 있었는데, C사는 파트너사 담당자와의 스킨십이 전혀 없어 이 중요한 기류 변화를 까맣게 모르고 있었던 것이다. 만약 정기적인 공동 운영 위원회를 통해 D사의 고민을 미리 감지했다면, 다른 적응증을 제안하거나 개발 전략을 수정해 파트너십을 유지할 '골든타임'이 있었을지도 모른다. C사는 결국 아무런 대비책 없이 낙동강 오리알 신세가 되고 말았다.

반면, 유한양행과 얀센의 레이저티닙 공동 개발은 모범적인 제휴 관리의 사례다. 정기적인 공동 위원회 운영, 긴밀한 데이터 공유, 그리고 전략 조정을 통해 2024년 8월, 레이저티닙과 아미

반타맙Amivantamab의 병용요법으로 미국 FDA 승인까지 성공적으로 이끌어냈다.

BD 전문가를 꿈꾸는 당신에게

글로벌 BD를 하고 싶다고 말하면, 가장 먼저 이런 이야기를 듣는다. "영어 잘해야 하지 않나요?"

실제로 많은 사람이 같은 이유로 주저한다. "내 영어가 부족해서 글로벌 BD는 무리다"라고 스스로 선을 긋는다. 물론 영어는 중요하다. 해외 파트너와 매일 소통해야 하고, 계약서와 이메일, 발표 자료가 대부분 영어이기 때문이다. 하지만 많은 사람이 오해하는 것이 있다. BD에 필요한 영어는 네이티브처럼 유창한 회화 능력이 아니다. 정작 협상 테이블에서 성패를 가르는 것은 발음이 아니라 사고력이다.

첫째는 논리적 반박 능력이다. 상대방의 말을 정확히 이해하고, 그 주장의 약점을 찾아내고, 차분하게 대안을 제시하는 힘이다. 실제 협상에서는 화려한 표현보다 이런 문장이 더 자주 쓰인다. "I understand your point, but have you considered…?" 상대의 논리를 인정하면서도 다른 가능성을 제시하는 방식이다. 이것은 영어 실력이라기보다 사고 구조의 문제에 가깝다. 무엇이 핵심 쟁점이고, 협상의 여지가 어디에 있는지 파악하는 능력이 먼저다.

둘째는 경청이다. 많은 초보 협상가가 '설득'하려고 너무 많이 말한다. 그러나 경험 많은 BD 담당자들은 안다. 협상의 80%는 듣는 시간이라는 사실을. 상대가 진짜 원하는 것이 무엇인지, 표면적인 요구 뒤에 어떤 제약이 있는지, 내부 사정이 무엇인지를 읽어내는 사람이 결국 유리한 조건을 만든다. 다시 확인하고, 정리하고, 상대의 의도를 정확히 짚는 능력. 이것이 실질적인 협상력이다.

셋째는 작문 능력이다. 이메일, 주요 거래 조건서, 프레젠테이션 자료, 계약서 초안까지 BD 업무의 대부분은 '글'로 남는다. 말은 흘러가지만 문장은 기록된다. 발음이 조금 어색해도 큰 문제 없지만, 계약서 문장 하나를 잘못 쓰면 수백억 원의 손해로 이어질 수 있다. 그래서 BD 영어의 핵심은 화려함이 아니라 명확함이다. 짧고, 간결하고, 오해의 여지가 없는 문장. 이것이 가장 강력한 무기다.

그렇다면 영어는 어떻게 준비하는 것이 좋을까. 굳이 회화 학원부터 등록할 필요는 없다. 오히려 업계 언어에 익숙해지는 편이 훨씬 효과적이다. 빅파마의 보도자료를 읽어보면 그들이 딜을 어떻게 표현하는지, 임상 결과를 어떤 논리로 설명하는지 감이 잡힌다. 실적 발표 속기록을 읽고 들으면 경영진이 비즈니스를 어떻게 숫자로 말하는지 배울 수 있다. 동료와 모의 협상을 해보는 것도 큰 도움이 된다. 실제 상황처럼 역할을 나눠 연습하다 보면, 영어 실력보다 '협상 사고'가 먼저 길러진다.

커리어 측면에서도 BD는 비교적 늦게 전문성이 드러나는 분야다. 신입 단계에서는 화려한 협상보다 기초 체력이 더 중요하다. 시장 조사와 경쟁사 분석을 하고, 파이프라인을 평가하고,

데이터 룸을 준비하고, 미팅 자료를 만드는 일이 대부분이다. 과학적 이해와 분석력, 그리고 디테일을 꼼꼼히 챙기는 능력이 이 시기의 핵심 역량이다.

경력이 쌓이면 역할이 달라진다. 파트너를 직접 발굴하고, 실사를 주도하고, 협상을 지원하는 위치로 올라간다. 이때부터는 프로젝트 관리 능력과 네트워킹, 그리고 실제 협상력이 중요해진다. 사람을 만나고 관계를 만들고, 복잡한 이해관계를 조율하는 일이 일상이 된다.

더 나아가 임원급에 이르면 BD는 '거래'가 아니라 '전략'이 된다. 어떤 영역에 투자할지, 어떤 회사를 인수할지, 어떤 딜을 포기할지 같은 큰 방향을 결정한다. 이사회에 보고하고, 회사의 성장 경로를 설계하는 자리다. 전략적 사고, 리더십, 업계 네트워크가 이 단계의 핵심 자산이다.

흥미로운 점은 BD 전문가의 출신이 생각보다 다양하다는 사실이다. 처음부터 BD로 커리어를 시작한 사람은 오히려 드물다. 많은 이들이 다른 분야에서 건너온다.

- 과학자는 기술을 깊이 이해하는 강점이 있다. 다만 비즈니스 감각을 보완해야 한다.
- 전략 컨설턴트는 분석과 프레임워크에 능하지만, 과학과 임상 지식을 새로 배워야 한다.
- 금융 출신은 기업 가치 평가와 재무 모델링에 강점을 보이지만, 규제와 연구개발 구조를 이해해야 한다.

- 마케팅이나 영업 출신은 고객과 협상에 익숙하지만, 딜 구조 설계 능력을 키워야 한다.

각자의 배경이 단점이 아니라 '출발점'이다. 부족한 부분만 채우면 된다.

다른 커리어에서 BD로 전환하고 싶다면 방법은 의외로 현실적이다. 지금 있는 회사에서 BD 프로젝트에 참여할 기회를 먼저 찾는 것이 가장 빠르다. MBA나 바이오 비즈니스 과정 같은 교육도 도움이 된다. 업계 컨퍼런스(BIO, JPM, AACR 등)에 참석해 사람을 만나고 네트워크를 만드는 것도 중요하다. 그리고 가능하다면 작은 바이오텍에서 시작하는 것도 좋은 전략이다. 대기업은 경력자를 선호하지만, 작은 회사는 여러 역할을 동시에 해낼 수 있는 다재다능한 인재를 원하기 때문이다. 그곳에서 빠르게 경험을 쌓는 편이 오히려 성장 속도가 빠르다.

결국 BD는 언어의 문제가 아니라 태도의 문제다. 완벽한 영어보다 중요한 것은 논리, 경청, 그리고 준비다. 계약을 성사시키는 사람은 말을 잘하는 사람이 아니라, 상대의 필요를 이해하고, 구조를 설계하고, 끝까지 책임지는 사람이다. BD 전문가는 태어나는 것이 아니라 그렇게 훈련된다.

글로벌 회사로 도약하기 위한 BD 설계하기

BD의 중요성을 이해한 대표라면 결국 다음 단계에서 또 하나의 질문과 마주하게 된다. "그래서, 우리 회사는 어떤 사람을 뽑아야 하지?"

흥미롭게도 많은 회사가 여기서부터 길을 잘못 든다. 사람을 뽑으면 문제가 해결될 거라고 믿기 때문이다. 좋은 BD 담당자 한 명만 데려오면 딜이 저절로 굴러들어올 것처럼 기대한다. 하지만 현실은 정반대다. BD의 성과는 개인의 역량보다 조직의 구조에 따라 더 크게 좌우된다.

현장에서 가장 자주 보는 실수는 스펙 중심 채용이다. 영어를 잘하고, 해외 경험이 있고, 박사 학위까지 있으면 충분하다고 생각한다. 물론 이런 조건은 도움이 된다. 글로벌 파트너와 소통해야 하고, 과학을 이해해야 하니 기본적인 자격임은 분명하다. 그러나 그것만으로는 부족하다. 영어와 학위는 필요조건이지 충분조건이 아니다.

BD는 연구자가 하는 일이 아니다. 본질적으로는 비즈니스 전략가의 역할에 가깝다. 좋은 BD 담당자는 논문을 잘 읽는 사람이라기보다 이 기술을 누구에게 어떤 구조로 얼마에 팔아야 하는지를 설계하는 사람이다. 과학을 이해하는 능력은 기본이지만, 결정적인 차이를 만드는 것은 사고방식이다. '이 기술이 얼마나 좋은가'보다 '이 기술이 어디에서 가장 비싸게 팔릴 수 있는가'를 먼저 묻는 사람이 BD에 더 가깝다. 그래서 화려한 학위와 유창한 영어를 가진 인재가 반드시 좋은 BD가 되는 것은 아니다.

반대로 이런 말도 자주 듣는다. "연봉 많이 주고 경력자를 데려왔는데 왜 성과가 없죠?" 하지만 BD는 스타 플레이어 한 명이 혼자서 해결할 수 있는 일이 아니다. 경력자가 아무리 뛰어나

    부록: K-바이오텍을 위한 글로벌 BD 전략

도 회사가 준비돼 있지 않으면 할 수 있는 일이 거의 없다.

파트너가 실사를 하겠다고 하는데 데이터 룸이 정리돼 있지 않고, 계약 검토가 필요한데 법률 자문 예산이 없고, 핵심 미팅에 의사결정권자가 나타나지 않는다면 어떨까. 이런 상황에서는 아무리 유능한 BD라도 손발이 묶인다. 계약이 안 되는 이유를 사람 탓으로 돌리기 쉽지만, 실제로는 조직이 그 사람을 실패하게 만드는 경우가 더 많다.

많은 대표가 "왜 우리 BD 팀은 계약을 못 따오나"라고 묻는다. 사실 더 정확한 질문은 이것이다. "우리 회사는 계약을 따올 준비가 되어 있었나?" 계약은 운이 아니다. 준비와 전략의 결과다. 거래 준비 상태가 갖춰져 있지 않으면, 아무리 좋은 인재를 데려와도 성과는 나오지 않는다.

그래서 BD 팀을 키우는 일은 채용보다 설계에 가깝다. 먼저 무엇을 성과로 볼 것인지부터 명확해야 한다. 일부 회사는 미팅 횟수나 컨퍼런스 참석 횟수를 KPI로 잡는다. 그러나 사람을 많이 만난다고 계약이 생기지는 않는다. 출장 보고서만 늘어날 뿐이다. BD의 성과는 '활동량'이 아니라 '진전 단계'로 측정해야 한다. 실제로 계약 가능성이 있는 파트너가 몇 곳인지, 주요 거래 조건서를 몇 건이나 받았는지, 그리고 최종 계약까지 이어진 건이 몇 개인지가 훨씬 의미 있는 지표다. 파이프라인을 관리하듯 단계별로 관리해야 팀도 무엇을 목표로 움직여야 하는지 분명해진다.

리소스도 마찬가지다. BD는 생각보다 돈이 많이 드는 기능이다. 데이터 룸을 구축하고, 외부 로펌과 자문 계약을 맺고, 해외 컨퍼런스와 파트너 미팅을 다니려면 예산이 필요하다. 이런 인프라가 없으면서 "딜을 따오라"라고 요구하는 것은 연장 없이 집을 지으라는 것과 다르지 않다. 좋은 BD 담당자는 '마법사'가 아니라 '실행자'다. 도구가 없으면 아무것도 할 수 없다.

또 하나 자주 간과되는 요소가 있다. 바로 경영진의 태도다. 많은 회사가 BD를 실무 부서의 일로만 여긴다. 담당자만 미팅에 보내고, 대표는 결과 보고만 받는다. 하지만 빅파마가 진짜 만나고 싶어 하는 사람은 실무자가 아니라 의사결정권자다. CEO나 CSO가 직접 참석하는 것만으로도 상대는 이 회사의 진정성을 다르게 평가한다. 중요한 딜일수록 '누가 방에 들어오느냐'가 협상의 무게를 결정한다. BD는 위임할 수는 있어도, 방치할 수는 없는 영역이다.

무엇보다 시간 감각을 잘못 잡으면 모든 노력이 무너진다. 많은 대표가 몇 달 안에 가시적인 성과를 기대한다. 그러나 글로벌 파트너십은 그렇게 빨리 움직이지 않는다. 첫 접촉부터 계약 체결까지 1년, 길게는 2년이 걸리는 경우가 대부분이다. 서로를 검증하고, 내부 승인 절차를 거치고, 전략을 조정하다 보면 시간이 쌓인다. BD는 단거리 달리기가 아니라 마라톤이다. 오늘 심은 씨앗이 내년에 계약으로 돌아온다. 이 시간을 견디지 못하면 팀은 조급해지고, 결국 '보여주기 활동'에 매달리게 된다.

결국 좋은 BD 조직은 좋은 사람 한 명으로 만들어지지 않는다. 올바른 인식, 현실적인 목표, 충분한 자원, 그리고 경영진의 참여가 함께 갖춰질 때 비로소 작동한다. 사람을 바꾸기 전에 구

　　　　　부록: K-바이오텍을 위한 글로벌 BD 전략

조를 먼저 점검해야 한다. BD는 인재의 문제가 아니라 시스템의 문제다. 시스템이 준비되면, 인재는 자연스럽게 성과를 낸다.

K-바이오 산업의 도약을 위한 BD 전략

한국 제약·바이오 산업은 지난 10년간 놀라운 성장을 했다. 삼성바이오로직스는 세계 최대 바이오의약품 위탁생산 기업이 되었고, 셀트리온은 바이오시밀러 글로벌 리더가 되었으며, 리가켐바이오는 ADC 기술로, 에이비엘바이오는 BBB 플랫폼으로 글로벌 빅파마들과 조 단위 계약을 맺었다.

한국 제약·바이오 산업은 괄목할 만한 성장을 이루었지만, 아직 갈 길이 멀다. 진정한 의미의 '글로벌 대표 기업'이 되기 위해서는 아직 넘어야 할 산이 많다. 이제는 연구실의 성과를 시장의 성공으로 치환하는 고도화된 BD 전략이 필요한 시점이다.

지정학적 모멘텀의 전략적 활용: '신뢰'를 팔자

2024년, 생물보안법Biosecure Act의 발의는 미중 갈등이 바이오 안보로 확장되었음을 시사한다. 이는 한국 기업에게 전례 없는 기회다. 글로벌 빅파마들은 우시앱텍WuXi AppTec 등 중국 의존도를 낮추기 위해 급박하게 '탈중국' 공급망을 찾고 있다. 이제 BD 미팅에서 한국 기업(CDMO 및 바이오텍)은 단순한 기술력이나 단가를 넘어 '지정학적 리스크가 없는, 가장 안전하고 신뢰할

수 있는 파트너'임을 핵심 가치 제안으로 내세워야 한다. '공급
망 안정성'은 이제 기술력만큼이나 강력한 거래 조건이 되었기
때문이다. 이 파도를 타고 한국이 아시아의 유일한 대안으로 확
실히 포지셔닝해야 한다.

기술 중심에서 비즈니스 중심으로

훌륭한 데이터는 필수조건이지, 성공을 보장하는 충분조건이
아니다. BD의 역할은 실험실의 기술을 시장의 언어로 번역하는
것이다. 우리 기술을 글로벌 시장 내 어디에 포지셔닝할 것인지,
경쟁 약물 대비 어떤 차별화 포인트로 수익을 창출할 것인지에
대한 명확한 '비즈니스 스토리'가 없다면 기술은 사장된다.

단기 성과에서 장기 파트너십으로

당장의 선급금 규모나 단기 주가 부양을 위한 보여주기식 딜
은 지양해야 한다. 궁극적으로 누가 우리 자산을 개발하여 글로
벌 승인을 받고 블록버스터로 만들어줄 수 있는지, 혹은 우리 회
사가 글로벌 기업이 되었을 때 가장 시너지를 낼 수 있는 파트
너가 누구인지 고민해야 한다. 파이프라인의 전체 수명 주기를
고려한 최적의 파트너를 찾는 안목이 필요하다.

로컬 마인드에서 글로벌 마인드로

"한국 내 1등", "국산 신약 O호"라는 타이틀은 글로벌 무대에
서 큰 의미가 없다. 목표는 처음부터 '계열 내 최고' 혹은 '계열

　　　　　　　　　　부록: K-바이오텍을 위한 글로벌 BD 전략

내 최초'여야 한다. 개발 초기 단계부터 글로벌 규제와 시장 트렌드를 반영하여 임상을 디자인하고, 글로벌 표준에 맞는 데이터 패키징을 준비해야 한다.

폐쇄형 개발에서 개방형 혁신으로

모든 것을 내부에서 해결하려는 순혈주의는 혁신의 속도를 늦출 뿐입니다. 개방형 혁신Open Innovation, 공동 연구Co-development, 라이선싱 등 다양한 협력 모델을 두려워하지 말고, 리스크는 나누고 전문성은 합쳐야 한다. "혼자 가면 빨리 가지만, 함께 가면 멀리 간다"라는 격언은 바이오 산업의 생존 법칙이다.

추격자에서 선도자로

빠르게 따라가는 전략은 한국을 여기까지 오게 했지만, 더 높은 곳으로 이끌지는 못한다. 이제는 남들이 가지 않은 길을 가야 한다. 벤치마킹할 대상이 없는 새로운 모달리티와 비즈니스 모델을 창출하여, 시장의 룰을 만드는 선도자가 되어야 한다.

결국 글로벌 도약의 열쇠는 '기술의 우수성'과 '비즈니스의 유연성'을 결합하는 BD 역량에 달려 있다. 지정학적 기회를 포착하고, 개방형 혁신을 통해 국제적 표준을 지향하는 것. 이것이 대한민국 제약·바이오가 나아가야 할 길이다.

BD는 화려해 보이지만, 실제로는 수많은 거절과 좌절의 연속인 업무다. 100개의 파트너를 접촉해서 10개가 관심을 보이고, 그중 1~2개만 계약으로 이어지는 것이 현실이다. 하지만 그 한 건이 회사의 운명을 바꿀 수 있다. 그리고 환자들의 삶을 바꿀 수 있다. 또 당신의 커리어에 의미를 부여한다. BD는 단순한 직업이 아니라, 과학과 비즈니스, 전략과 실행, 글로벌과 로컬을 연결하는 교량이다. 이러한 이유로 저자는 BD를 '최전방 공격수'라고 생각한다.

계약서 협상은 무조건 자신이 원하는 조건을 우기는 자리가 아니다. 본인은 어떤 조건을 꼭 달성해야 하고, 어떤 조건들은 협상의 여지가 있는지 명확히 전략을 세워야 한다. 원론적으로 는 "상업적으로 합리적인 노력"과 같은 표현보다 개발에 대한 의무 조항을 명확히 넣는 것이 유리하지만, 문제는 상대가 그 조 항들을 거부할 수 있다는 점이다. 이런 이유로 저자가 BD 협상 을 하면서 마음속 깊이 담아두는 문장이 있는데, 협상 분야의 전 설적인 인물인 체스터 L. 카라스Chester L. Karrass 박사의 아주 유 명한 격언이다. "당신은 당신이 마땅히 받아야 할 것을 얻는 게 아니라 당신이 협상한 것을 얻는다." 협상은 나의 주장이 당연 하다고 고집세우는 것이 아니고 합리적으로 주고 받음을 설계 하고 합의하는 과정이다.

기억하자. BD는 '영업'이 아니라 '전략'이며, 회사의 '최전방 공격수'라는 점을.

AI라는 파도 위에서
가볍고 단단한 새로운 항해를 시작하며

2020년 《신약의 탄생》을 세상에 내놓고 얼마 지나지 않아 사내 강의를 통해 책을 쓴 이유와 우리가 마주한 변화에 대해 이야기할 기회가 있었다. 우리는 IMF 외환 위기, 글로벌 금융 위기, 코로나19 팬데믹처럼 예기치 못한 변화를 끊임없이 마주해 왔다. 이러한 거대한 사건들은 우리 삶을 급격하게 뒤흔들었고 개인과 사회는 생존을 위해 새로운 방식에 적응해야만 했다.

시야를 넓혀보면 인류 역사에는 생산성이 폭발적으로 증가하는 거대한 변화의 시기, 즉 '빅 웨이브Big Wave'가 존재했다. 인간 중심의 사고로 전환된 르네상스, 육체노동을 기계로 대체한 증기기관, 정보 혁명을 가져온 컴퓨터와 인터넷의 등장이 그러했다. 이러한 격변기에는 기존의 방식을 고집하는 대신 변화에 민감하게 대응하는 이들이 살아남았다. 첫 번째 책을 썼던 마음 역시 제약·바이오라는 전문 분야에서 일어나는 변화를 감지하고 적응하려는 노력의 산물이었다.

이제 우리는 또다시 AI라는 거대한 파도 앞에 서 있다. 이전의 파도들이 물리적·정보적 생산성을 높였다면, 이번 파도는 지적 생산성의 혁명적 향상을 예고한다. 이 흐름이 눈앞에 닥쳐온 것을 느끼며, 변화에 적극적으로 대응할 시간이 필요하다고 판단했다. 이에 따라 2025년 8월 말, 10년간의 회사 생활에 마침표를 찍었다.

퇴사 후 가장 먼저 한 일은 AI 공부였다. 《AI 2041》, 《AI 사피엔스》, 그리고 송길영 작가의 《시대예보》 시리즈 등을 탐독하며 앞으로 다가올 미래의 모습을 구상하는 한편, 그동안 보조용으로만 쓰던 챗GPT, 클로드, 제미나이 같은 AI 도구들을 파트너 삼아 본격적으로 활용하기 시작했다. 이 책은 바로 그 결과물이다. 자료 조사에서 사실 확인, 방대한 데이터 분석과 초고 작성에 이르기까지 AI와 협업하여 완성한 이 책은 다가올, 아니 이미 다가온 AI 시대를 어떻게 살아갈지 스스로 검증해 보는 과정의 시작이었다.

송길영 작가는 《시대예보: 경량문명의 탄생》에서 거대 조직이 쪼개지고 개인이 하나의 기업이 되는 '경량문명'의 탄생을 예고했다. 그의 핵심 주장은 다음과 같았다. "비대한 조직은 급변하는 시대의 속도를 따라잡지 못한다. 대신 AI라는 강력한 무기로 무장한 전문가가 서로 느슨하게 연대하며 거대 기업보다 빠르고 정확하게 문제를 해결하는 시대가 오고 있다."

AI와 협업을 하면서 "제약·바이오 분야에도 경량문명의 시대가 온 것은 아닐까"라는 질문이 생겼고 그 질문에 답하기 위해서 오랫동안 구상만 했던 방대한 BD 교육 커리큘럼을 AI와 협업하여 설계해 보았다. 초급자용 12주 차 BD 교육 교안과 중급자용 12주 차 BD 교육 교안을 만들어 저작권 등록을 하였고, 2026년 1월 바이오링크파트너스BioLink Partners라는 회사를 설립하였다. 적어도 팀원 3~4명이 수개월간 매달려야 했던 자료 조사와 케이스 스터디 정리가 AI를 통해 믿기 힘든 속도로 마무리되었다. 이는 단순한 생산성 향상을 넘어 개인의 능력이 무한히 확장되는 현실을 목격한 순간이었다.

과거에는 신약 개발 전략을 짜기 위해 수십 명의 인력과 막대한 자문료가 필요했다. 하지만 이제는 경험 있는 전문가 한 사람이 AI의 도움을 받아 그 과정을 주도할 수 있다. 굳이 무거운 조직을 갖추지 않더라도 전문성을 가진 개인이 여러 바이오 벤처의 전략과 성장을 동시에 견인하는 비즈니스가 가능해졌음을 피부로 느꼈다. 경량문명의 예언은 더 이상 먼 미래가 아니라 이미 우리 곁에 와 있는 현실인 것이다.

이 책은 제약·바이오 산업에서 연구, 전략, 사업 개발을 오가며 오랫동안 현장을 경험해 온 한 실무자의 고민과 질문에서 출발했다. 저자는 앞으로도 경량문명을 준비하며, 제약·바이오 산업과 기술, 사람을 연결하는 역할을 이어갈 생각이다. AI라는 거대한 파도 위에서 더 가볍고 더 단단하게 시작될 다음 항해를 기대해 본다.

신약의 전쟁

초판 1쇄 발행 2026년 4월 10일

지은이 윤태진
책임편집 김은수
디자인 윤철호 이상재

펴낸곳 (주)바다출판사
주소 서울시 서대문구 신촌로3길 15 6층
전화 02-322-3885(편집) 02-322-3575(마케팅)
팩스 02-322-3858
이메일 badabooks@daum.net
홈페이지 www.badabooks.co.kr

ISBN 979-11-6689-403-9 03510